D1453465

El Derecho a la Sexualidad Masculina

Advertencia:
Este libro, *El Derecho a la Sexualidad Masculina*, ha sido escrito solamente como una fuente de información. La información contenida en este libro nunca debe considerarse como información sustituta de las recomendaciones de su profesional de la salud o médico calificado. Siempre debe consultar con su médico antes de comenzar cualquier régimen de dieta u otro cambio de estilo de vida que pueda de alguna forma estar relacionado a la salud.

El autor, Frank Suárez, no es un médico, dietista, ni nutricionista. Es un especialista en obesidad y metabolismo por su propio mérito. La información que provee este libro está basada en las observaciones que Frank Suárez ha hecho en las más de 25,000 personas que han participado del programa Natural Slim™ que él fundó. También en el estudio minucioso de la literatura sobre la salud y en la investigación científica que siempre le ha apasionado.

Hemos hecho esfuerzos razonables para que toda la información aquí descrita sea veraz.

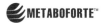
Metabolic Press
262 Ave. Piñero
San Juan, Puerto Rico 00918-4004

SAN # 8 5 1 – 7 4 9 5 P
Primera edición: Junio, 2009
Segunda edición: Enero 2010

Diseño e ilustración de portada: Juan Luis Martínez, Idearte
Corrección y Revisión: Xiomara Acobes Lozada
Impresión: Panamericana Formas e Impresos S.A.

Impreso en Colombia / Printed in Colombia

ISBN: 978-0-9788437-2-4

Dedico este libro a todas esas parejas que se ayudan entre sí "contra viento y marea" y que dan buen ejemplo a la sociedad practicando la fidelidad.

CONTENIDO:
EL DERECHO A LA SEXUALIDAD MASCULINA

I

II

INTRODUCCIÓN

Hace mucho más de una década que me dedico a la labor de ayudar a las personas a recuperar su metabolismo y adelgazar. La meta inmediata siempre ha sido lograr una pérdida de peso saludable y en el proceso también lograr que la persona aprenda un nuevo "estilo de vida" que le permita mejorar y conservar su salud. En principio me he dedicado a educar a las personas sobre los temas relacionados a la salud.

Hace unos años publiqué mi primer libro, *El Poder del Metabolismo*, para así compartir con los lectores el conocimiento que había adquirido en los temas de la salud, el metabolismo, la obesidad y la diabetes. Ya para ese momento había adquirido una gran cantidad de conocimientos y experiencias con la ayuda de los miles de clientes de mi empresa Natural Slim™. En aquel momento me enfoqué en publicar en mi libro *El Poder del Metabolismo* solamente aquellas recomendaciones que había comprobado que producían buenos resultados. La verdad es que yo mismo quedé realmente sorprendido con el éxito estelar que logró *El Poder del Metabolismo* que alcanzó las 100,000 copias vendidas en los primeros 2 años desde su publicación.

Cada persona parece ser hábil en por lo menos alguna cosa. Hay muchas cosas en las que yo no soy muy diestro. Por ejemplo, no soy diestro en llevar la contabilidad o en manejar las finanzas de mi empresa. Por eso empleo a profesionales que me ayudan con esa labor de llevar los números, rendir los informes al gobierno y otras mil labores, que si bien son muy

1

necesarias, a mí se me hacen aburridas o tediosas. Sin embargo, he descubierto que tengo cierta habilidad para dos cosas que me apasionan:

1. Investigar las causas y las posibles soluciones a las condiciones de salud.

2. Explicar de forma sencilla lo que he aprendido sobre algún tema de la salud.

Quizá es un problema de personalidad, pero a mí "la curiosidad me mata". Cuando encuentro un tema relacionado a la salud, de esos que parecen ser complicados, o llenos de misterios, me apasiona la idea de sumergirme en él para entenderlo y encontrar las causas y las posibles soluciones. Mi empresa Natural Slim™ (www.rebajar.com), y su división RelaxSlim™ (www.relaxslim.com), me han brindado la oportunidad única de establecer contacto con más de 25,000 personas que buscaban entre otras cosas: bajar de peso, reducir la presión arterial, reducir el colesterol, reducir los triglicéridos, recobrar su energía, controlar su diabetes, eliminar su insomnio o simplemente sentirse mejor consigo mismas.

Aunque estos miles de personas llegaron a nosotros principalmente buscando ayuda u orientación sobre su obesidad o sobre su diabetes, inevitablemente siempre terminábamos envolviéndonos, aunque no quisiéramos, en sus otras quejas de salud. Es imposible separar los distintos factores que afectan la salud de una persona. Por ejemplo, a una persona que experimenta situaciones de severo estrés (divorcios, la pérdida de un ser querido, un accidente, etc.) puede afectársele la glándula tiroides. Como la glándula tiroides controla toda la producción de energía del cuerpo, incluyendo la producción de todas las hormonas que producen las otras glándulas, su problema con la tiroides le puede ocasionar obesidad por "metabolismo lento", depresión, caída del pelo al peinarse y hasta pérdida de interés en la actividad sexual. En el cuerpo humano TODO está conectado a TODO. Las emociones de una persona afectan las glándulas y las hormonas de su cuerpo. Es por esto que al diabético que pasa un mal rato o coraje se le sube el azúcar en la sangre aunque no haya consumido alimento alguno.

No poseo una educación formal en los temas de la salud. De hecho, no tengo títulos universitarios sobre ninguno de los temas en los que ayudo a las otras personas. Por un tiempo consideré que la falta de educación formal y de títulos sería un obstáculo en mi meta de ayudar a las personas que padecen de obesidad. Luego, al pasar de los años, me di cuenta de que en realidad fue una suerte el que no tuviera ninguna educación formal porque me obligaba a estudiar un tema de salud con una mente abierta y sin preconceptos. Me dediqué a estudiar los temas de salud, como la obesidad y la diabetes, de forma autodidacta y guiándome principalmente por lo que yo personalmente pudiera comprobar que producía buenos resultados en la práctica. Me alejé de todos los temas teóricos que no producían resultados uniformes. En fin, me dediqué a buscar los RESULTADOS. Me di cuenta de que la gente solamente valora los buenos RESULTADOS. Por lo tanto me dediqué a investigar todo aquello que lograra mejorías en la salud que fueran palpables.

A través de los años estuve estudiando muchísimo sobre las características del cuerpo de las mujeres debido a que siempre se le hace más difícil adelgazar a una mujer que a un hombre. En el proceso descubrí que no hay nada tan poderoso como las HORMONAS. Por eso, desarrolle una dieta y un "estilo de vida" que ayudaran a crear un balance en el sistema hormonal de la mujer. Eso nos permitió tener éxito con las mujeres en el sistema Natural Slim™. Inclusive desarrollamos suplementos naturales para las mujeres como la crema de *progesterona* que es una hormona natural cuyo uso beneficia grandemente a las mujeres.

Por muchos años consideré que hacer bajar de peso a un hombre era una labor extremadamente fácil. Los hombres no aparentaban tener problemas obvios con sus hormonas. No era nada parecido al problema de cómo lograr que una mujer bajara de peso aunque estuviera en su semana de la menstruación. Tampoco se acercaba a la dificultad de lograr que una señora que ya estaba en su periodo de menopausia pudiera reducir su talla de ropa. Pero, en estos últimos años me di cuenta de que había puesto tanta atención en el reto de hacer bajar de peso a las mujeres que me había olvidado de mis compañeros de género, los hombres.

Hace unos meses tuve una experiencia desagradable que me hizo despertar a la realidad de que nosotros los hombres también necesitábamos ayuda para balancear nuestras hormonas. El incidente al que en un momento llamé "una humillación" fue que ya acercándome a los 60 años de edad, por primera vez en mi vida, sufrí de impotencia sexual. Fue algo que me tomó por sorpresa. Ya antes había notado un declive en mi funcionamiento sexual pero finalmente llegó el nefasto día en que la actividad sexual se hizo totalmente imposible. ¡Un verdadero problema!

Siempre le decía a mis clientes de Natural Slim™ que una de las razones principales para ganar peso lo era el estrés. Esto es un hecho comprobado, el estrés es una causa de obesidad. Por eso les instaba a que combatieran el estrés con ejercicio, con suplementos naturales, con actividades de extroversión, con un pasatiempo favorito y hasta disfrutando sanamente de su intimidad sexual. Pero nunca pensé que me llegara el día en que no pudiera demostrarle mi amor a mi pareja. La actividad sexual saludable, en mi opinión, puede llegar a ser una forma óptima de comunicación para la pareja. Es una comunicación física, que cuando incluye la ternura y la admiración, puede llegar a ser sublime. La actividad sexual saludable, y en total fidelidad, es sin duda un privilegio que Dios nos dio.

Escogí el título de este libro, "*El Derecho a la Sexualidad Masculina*", ya que descubrí que nosotros los hombres, tal parece que nunca pensamos en nuestra habilidad de disfrutar de nuestra sexualidad <u>hasta el día en que la perdemos</u>. Es como si todos los hombres considideráramos que nuestra sexualidad es un "derecho divino" que tenemos. Me di cuenta de que yo mismo consideraba mi sexualidad como un "derecho", pero en realidad es un "privilegio". Los derechos no se pueden perder, pero <u>los privilegios sí se pueden perder</u>. Como vivimos en una democracia un buen ejemplo de un derecho que no podemos perder lo sería el "derecho" a disfrutar de nuestra libertad de expresión. Sin embargo, el "privilegio" de poder conducir un automóvil por nuestras carreteras se podría perder si abusamos del alcohol y nos quitan la licencia de conducir. Los privilegios se pueden perder y la sexualidad es más un privilegio que un derecho.

Cuando empecé la investigación sobre las posibles causas de mi impotencia sexual me consumía el problema porque no sabía ni por dónde empezar. Pero los años que he dedicado a la investigación de salud me rindieron frutos porque había acumulado varios conocimientos relacionados al tema que me ayudaron a encontrar el camino a una solución. Por mis estudios anteriores sabía que tenía que haber alguna relación con la hormona *testosterona* que es la hormona masculina que controla el deseo y muchas veces la potencia sexual.

Me negué a la posibilidad de utilizar medicamentos populares como Viagra®, Cialis® o Levitra® porque sentía que con ello <u>perdía toda la espontaneidad</u> de la actividad sexual con mi pareja. Nunca había tenido que planificar de ante mano el encuentro sexual con mi pareja y sentía que tenerlo que hacer me quitaba la libertad. Deseaba recobrar la ESPONTANIEDAD y la NATURALIDAD de mi sexualidad.

Unos tres meses después de que empecé mi búsqueda encontré una solución natural a mi impotencia sexual. Fue casi un milagro. Me regresó la alegría de poder hacer lo que yo quería hacer con mi masculinidad cuando yo así lo quería. Desde entonces estoy mucho más consciente de que mi sexualidad, la que yo siempre consideré un "derecho", en realidad es un "privilegio" que deseo preservar. Dicen que "nadie saber lo que tiene hasta que lo pierde". Si en algún tema esta frase es verdad es en el tema de la sexualidad masculina. Yo recobré mi sexualidad pero ahora no me descuido en mantenerla.

En el proceso de investigar este tema descubrí que a los hombres la edad nos va gradualmente reduciendo la producción de la hormona *testosterona* y con ello se van parte de nuestra fuerza física y masculinidad. Descubrí que existían muchas otras cosas que yo podía hacer para recobrar mi plena función sexual. Aprendí que la hormona masculina *testosterona* es una hormona que crea musculatura y que a su vez reduce la grasa corporal. O sea, la *testosterona*, nos ayuda a adelgazar y evita que nuestros cuerpos masculinos se pongan grasosos y flácidos con la edad. También, que la *testosterona* es una hormona que aumenta la fuerza física en el hombre y que inclusive previene los problemas cardiovasculares. Además descubrí que yo también había contribuido, sin saberlo, al problema de la impotencia sexual porque había descuidado varios de los factores de salud que yo mismo predicaba a mis clientes en Natural Slim™. Había descuidado la hidratación, el control del estrés y el uso de las vitaminas y minerales que ayudaban a mi sistema hormonal masculino a seguir funcionando de manera óptima. Había también otros factores que yo mismo desconocía sobre mi sexualidad sobre los que tuve que aprender.

Los hombres que practican deportes, o que desean construir su masa muscular a través del ejercicio físico, deben saber que la *testosterona* es la hormona que permite el crecimiento y la definición muscular. Es una hormona que aumenta la fuerza física y la resistencia atlética.

No le prometo que si usted está padeciendo de impotencia sexual este libro le logre "un milagro". No sería ni razonable ni sincero el ofrecerlo porque hay múltiples razones que pueden ser causantes de impotencia sexual, de funcionamiento sexual deficiente o de un deseo reducido en la actividad sexual. Todos somos distintos.

Pero en este libro encontrará consejos que tienen una base científica y que pudieran abrir la puerta a una solución o a un mejoramiento en la función sexual saludable de un hombre. Es buena idea que la pareja sexual también se entere de estos factores para que ella pueda contribuir en la preservación o en el mejoramiento de la actividad sexual que disfrutan entre ambos.

Cuando empecé esta búsqueda no estaba consciente de que muchos hombres experimentan problemas con su funcionamiento sexual desde tan temprana edad como los 30 años. Desconocía que este fuera un problema tan prevaleciente en los hombres y no fue hasta que empecé a indagar en el tema que entendí que es un verdadero "secreto a voces". La falta de un buen funcionamiento sexual del hombre es una causa de depresión emocional. Ciertamente es un problema que tiene el potencial de crear una situación estresante en las relaciones de pareja. Desgraciadamente, por lo que pude investigar, muchas veces puede ser causa de un divorcio.

Indagué sobre el tema de la impotencia sexual con unos cuantos amigos y profesionales. Mi propio médico, un hombre relativamente joven que ronda los 50 años de edad, me confesó que él también había tenido dificultades. Mi abogado me relató que varias de las parejas que él ha divorciado, que en algunos casos eran parejas con más de 50 años de matrimonio, se divorciaron porque el hombre no podía funcionar sexualmente y se sentía frustrado. La verdad es que yo estaba ignorante sobre el tema y desconocía que este problema de la impotencia sexual masculina podía destrozar una relación matrimonial que había sido feliz por muchas décadas.

En mi caso tuve la suerte de que mi esposa tuvo mucha comprensión mientras duró el problema. Es en esos momentos de crisis cuando realmente se sabe cuánto cariño y comprensión puede existir en una pareja.

He dedicado una buena parte de mi vida a la investigación de los temas relacionados a la salud. Temas como el metabolismo, la obesidad y la diabetes. Francamente, no tenía planes de algún día escribir sobre la salud sexual, pero nuevamente me queda comprobado que somos seres integrales y que todo lo que nos afecta la salud nos quita la felicidad. La salud sexual no es una excepción, es un privilegio que todos tenemos y los privilegios se pueden perder.

En nuestra sociedad muchas veces los temas de la salud sexual son considerados "tabú" o intocables. Yo siento que no solamente no hay nada deshonroso en el tema de la salud sexual sino que inclusive tenemos la responsabilidad de cuidar y mejorar todas las áreas de nuestra salud, incluyendo la sexual. La buena salud es vida, es movimiento, es entusiasmo de vivir. Aún más, no hacer lo posible por mejorar o resolver nuestros problemas de salud sería una verdadera irresponsabilidad.

Este libro, basado en una experiencia personal temporera que resultó muy desagradable, se lo dedico muy en especial a las parejas que practican la fidelidad. El mensaje principal en estas páginas es que no importa la situación de salud que usted tenga, siempre "se puede hacer algo al respecto para mejorarla".

No hay nada más poderoso que el conocimiento.

UN PROBLEMA GIGANTE
DEL QUE NO SE HABLA

Antes de que yo experimentara un episodio de impotencia sexual me encontraba intensamente ocupado con mis investigaciones sobre el metabolismo, la obesidad y la diabetes. Mi trabajo, un nuevo libro que estoy escribiendo sobre la diabetes, y mis investigaciones sobre los temas relacionados a la obesidad, el metabolismo y la diabetes consumían toda mi atención. Nunca me había parado, ni por un segundo, a pensar sobre mi sexualidad. Mi sexualidad como hombre era algo interesante y placentero que disfrutaba con mi esposa y tal parecía que jamás tenía que pensar en ello o tomar alguna acción para preservarla. ¡Estaba equivocado!

Cuando me llegó el día en que no podía producir una erección entré en un estado de "shock". De este estado pasé a la humillación, y de la humillación a la acción. Decidí que tenía que resolver ese problema y me embarqué en un estudio exhaustivo sobre las causas de la impotencia sexual.

Tal parece que el único que no estaba enterado de la magnitud este problema en los hombres era yo. Cuando empecé a ver la literatura encontré datos como los del doctor Stephen Jones, en su libro *"Overcoming Impotence"*, quien indica que casi el 40% de los hombres padece de alguna forma de disfunción eréctil para cuando llega a los 40 años de edad.

El término "disfunción eréctil" es una forma fina o más aceptable de decir impotencia sexual. Lo que pasa es que el término "impotencia" se considera denigrante y no abre la puerta a un diagnóstico médico. Una "disfunción" implica que hay algo malo con el funcionamiento del cuerpo y por lo tanto se puede tratar con medicamentos.

Por otro lado el término "disfunción eréctil" es más amplio e incluye con facilidad todo tipo de inhabilidad o dificultad para disfrutar de la sexualidad como la eyaculación precoz (tener un orgasmo antes de tiempo), la flacidez del pene, que lo hace demasiado blando como para una penetración y otras más. En fin, este término incluye todo lo que dificulte el acto o el disfrute sexual.

Interesantemente, cuando se hacen encuestas sobre el tema, por lo menos el 50% de los hombres encuestados se quejan de alguna forma de impotencia sexual. El estudio más definitivo que se ha hecho sobre este tema fue el *Massachusetts Male Aging Study* que se publicó en el 1994. Este estudio incluyó a 1,290 hombres y encontró que más de la mitad padecía de algún tipo de impotencia sexual aunque fuera periódica.

Se estima que unos 30 millones de hombres padecen de impotencia sexual en los Estados Unidos y cada año se diagnostican cerca de 700,000 nuevos casos. Es un problema gigante del que no se habla.

Factores que reducen la sexualidad en el hombre

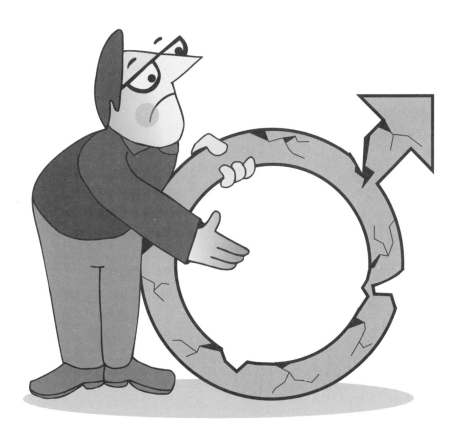

NIVELES BAJOS DE TESTOSTERONA

Una hormona es una sustancia producida por una de las glándulas del cuerpo que tiene el poder de transformar el funcionamiento y hasta la estructura de las células. La *testosterona* es la hormona masculina por excelencia de la misma forma que el *estrógeno* es la hormona que crea las características femeninas. En el cuerpo humano no hay nada tan poderoso como las hormonas.

La *testosterona* es la hormona sexual más importante que tienen los hombres. De esta hormona dependen las características típicamente masculinas. La *testosterona* ayuda a mantener el deseo sexual, la producción de esperma, los músculos, los huesos y el sistema cardiovascular (corazón y arterias). El cerebro controla la producción de *testosterona* con su producción de la llamada "hormona luteinizante" (LH). Los testículos del hombre producen la *testosterona* en respuesta a la hormona luteinizante (LH) del cerebro.

Las deficiencias en la producción de *testosterona* pueden causar una reducción del deseo sexual, disfunción eréctil (impotencia), insuficiente esperma, pérdida de vello del cuerpo, agrandamiento de las glándulas mamarias (pechos) en el hombre, disminución de la masa muscular y fuerza, debilitación de los huesos (osteoporosis), alteraciones del carácter y las emociones, pérdida de energía o riesgo cardiovascular.

Inclusive existe alguna evidencia de que los bajos niveles de *testosterona* están relacionados a un aumento en la incidencia de diabetes, a la arteriosclerosis (endurecimiento de las arterias que puede resultar en un ataque al corazón) y a los huesos débiles.

Hay algunos estudios que reflejan que los hombres con niveles normales de *testosterona* viven más años que los que padecen de niveles bajos de *testosterona.*

Por otro lado, se ha podido comprobar que los niveles de *testosterona* en los hombres se reducen gradualmente desde los 30 años de edad. Ya para el momento en que un hombre cumple los 60 años de edad sus niveles de *testosterona* pueden ser, en algunos casos, menos de la mitad de lo que eran cuando tenía sólo 30 años.

El síntoma más común de la producción deficiente de *testosterona* es la pérdida del interés en la actividad sexual.

La musculatura es un área del cuerpo donde la acción de la *testosterona* es crucial. Tener mayor cantidad de *testosterona* conduce a lograr una musculatura mayor además de una mayor fuerza física. Por esta razón algunos atletas se han estado inyectando hormonas esteroides, como la *testosterona,* para poder obtener una ventaja competitiva. Sin embargo, este libro trata sobre las buenas costumbres alimentarias y otras recomendaciones de origen natural que todos los hombres podemos aplicar para mejorar los niveles de *testosterona* de forma natural.

Si usted sospecha que sus niveles de *testosterona* son demasiado bajos debe comunicarse con su médico endocrinólogo, pero le sugiero que antes de hacerlo se eduque sobre el tema. Sería muy recomendable que usted conociera lo más posible sobre los tratamientos con *testosterona* antes de visitar a su médico, ya que para algunos médicos los tratamientos con *testosterona* son un tema controversial.

La controversia de algunos médicos con la *testosterona* está basada en la creencia de que la *testosterona* es causante de cáncer en la próstata del hombre. Esta preocupación comenzó con las investigaciones del doctor Charles Huggins, un urólogo de la Universidad de Chicago. Al doctor Huggins se le honró con el premio Nobel de 1966 por su trabajo que demostraba que el cáncer de la próstata crecía o se reducía dependiendo de los niveles de *testosterona*. Esto hizo que algunos llegaran a decir que ponerle *testosterona* al cuerpo de un hombre era, para el cáncer de la próstata, como "echarle gasolina a un fuego". Hasta hace poco esta supuesta relación entre la *testosterona* y el cáncer en la próstata no se había cuestionado.

Recientemente nos hemos enterado, por otros estudios científicos, que <u>los hombres con bajos niveles de testosterona en realidad parecen tener una mayor incidencia de cáncer en la próstata que los hombres que tienen niveles normales de esta hormona</u>. O sea, información contradictoria.

La lógica también nos dice que si fuera realmente verdad que los altos niveles de *testosterona* fueran causantes de cáncer en la próstata entonces serían los jóvenes de 20 años los que más cáncer tendrían y no los hombres sobre 50 años cuyos niveles de *testosterona* se han reducido con la edad. La realidad actual es que el cáncer en la próstata aumenta su incidencia precisamente cuando más bajos se encuentran los niveles de *testosterona* de un hombre, no cuando tiene 20 años de edad y su producción de *testosterona* está al máximo.

Aunque se ha creído por varias décadas que los niveles altos de *testosterona* están relacionados al cáncer de la próstata no hay ninguna evidencia de que así sea. Al contrario, los hombres están en un mayor riesgo de cáncer de la próstata cuando van envejeciendo y sus niveles de *testosterona* se reducen.

Los estudios recientes indican resultados que contradicen la teoría de que los altos niveles de *testosterona* producen cáncer en la próstata. Pero, en una aparente contradicción también es cierto que la *testosterona* puede aumentar el crecimiento de un tumor canceroso de la próstata. Esto pasa cuando el hombre ha estado sufriendo de niveles demasiado bajos de *testosterona* que atrofian (dañan) la próstata o si ha sido químicamente castrado por sustancias contrarias a la *testosterona* como la hormona femenina *estrógeno*.

Algunos hombres o sus médicos confunden estos datos aparentemente contradictorios y piensan que la *testosterona* es la causa del cáncer en la próstata. La realidad es que la *testosterona* es una hormona que acelera el crecimiento de un cáncer en la próstata pero no es la hormona causante del cáncer en la próstata. Una buena comparación sería la de un fertilizante que usted le aplique a su jardín, lo cual haría crecer más rápido sus plantas. Si en vez de plantas usted tuviera un jardín lleno de hierbas malas podría ver que el fertilizante también lograría que las hierbas malas crecieran muchísimo más rápido. Pero, no podría usted decir que el fertilizante le creó o le sembró hierbas malas en su jardín. De la misma forma el tener unos niveles adecuados de *testosterona* protege a un hombre del cáncer en la próstata, pero esa misma *testosterona* podría acelerar el crecimiento de un cáncer si ya el cáncer existiera en su próstata. Por esta razón siempre se recomienda a un hombre, que ya esté cerca de los 50 años de edad, que visite frecuentemente a su médico, para que le revise la próstata y le ordene los análisis de laboratorio adecuados y así descubrir a tiempo alguna inflamación o algún cáncer que se esté formando en la próstata. La prueba más común para este propósito se llama PSA [1] (prostate specific antigen) y tiene la capacidad de detectar un cáncer en sus inicios.

La deficiencia de *testosterona* se agrava cuando el hombre va entrando en edad ya que su cuerpo convierte una parte cada vez mayor de su *testosterona* en la hormona femenina *estrógeno*. Es esta hormona femenina la que parece causarle daño a la próstata dando lugar a un cáncer en la glándula.

---

[1] PSA (prostate specific antigen) es una sustancia química producida en el cuerpo del hombre cuyos niveles se encuentran elevados en la sangre cuando existe inflamación o un cáncer en la próstata.

Hace poco estaba leyendo uno de los libros del doctor John R. Lee, quien fue un reconocido experto en hormonas femeninas, y él explica en este libro que la población de cocodrilos de la Florida estaba en un constante descenso lo cual los amenazaba con el peligro de extinguirse. En ese momento los expertos en asuntos ambientales no sabían a qué causa atribuirle la baja natalidad de los cocodrilos hasta que descubrieron que los cocodrilos machos tenían sus testículos atrofiados y que muchos de ellos tenían lo que parecía ser inflamación o principios de cáncer en la próstata. Investigando más a fondo el asunto se descubrió que lo que estaba atrofiando los testículos y la próstata de los cocodrilos era el *estrógeno* que se filtraba a los pantanos donde los cocodrilos vivían. El agente causante era el *estrógeno* que provenía del orín de miles de mujeres que usaban pastillas anticonceptivas u hormonas de reemplazo para la menopausia que de alguna manera se estaban filtrando hacia los terrenos protegidos por el gobierno federal para los cocodrilos. El *estrógeno* contaminó las aguas donde vivían los cocodrilos y eso fue lo que empezó a dañar el sistema reproductivo de los machos.

De esa misma manera el *estrógeno* tiende a atrofiar la glándula de la próstata y los testículos que son las glándulas que producen la *testosterona* del hombre.

La *testosterona* tiene mucho más que ver con el deseo sexual que con la habilidad de tener o sostener una erección. No obstante se han descubierto que existen una gran cantidad de receptores celulares de testosterona en el pene lo cual quiere decir que también es importante para la capacidad sexual. Por ejemplo, se descubrió que la *testosterona* contribuye a la rigidez de la erección porque aumenta la capacidad del pene de atrapar la sangre que causa la erección. Mientras mayor volumen de sangre pueda atrapar el pene durante la excitación, mayor rigidez y durabilidad tendrá la erección.

Convendría encontrar formas de aumentar la producción natural de *testosterona* en el hombre mientras se reducen los factores que hacen daño como el *estrógeno*. Naturalmente, a modo de precaución, no recomendaría el aumentar la producción de *testosterona* si un hombre ha padecido o está padeciendo de cáncer en la próstata. Pero, si no hay sospechas de alto riesgo de cáncer, la sexualidad de un hombre y su estado general de salud se verían beneficiadas por una producción más óptima de *testosterona*.

He leído varios textos sobre el tema de la *testosterona* pero el más actualizado de ellos es el libro *"Testosterone for Life"* del doctor Abraham Morgentaler de la Escuela de Medicina de Harvard. Recomiendo que usted se eduque sobre el tema si siente que es algo que le puede estar afectando. Es inteligente el buscar ayuda cuando uno tiene un problema que le puede estar afectando la calidad de su funcionamiento o salud sexual. Pero es aún más inteligente educarse sobre el tema de la *testosterona* antes de ir a buscar ayuda para entonces poder conocer todas las posibles alternativas que existen.

POSIBLES SOLUCIONES

Hay varias maneras de mejorar la producción de *testosterona* del hombre sin el uso de hormonas inyectadas o medicamentos recetados.

Existen varias vitaminas y minerales naturales que promueven la producción de *testosterona* y que por lo tanto ayudan a levantar la producción natural de esta hormona. Son vitaminas como el ácido fólico, la biotina, la vitamina C y el complejo de las vitaminas B.

El mineral zinc es especialmente recomendado para la impotencia porque evita que la *testosterona* del hombre sea convertida en *estrógeno* por la enzima *aromatase*. El zinc reduce la cantidad de *aromatase* que produce la grasa del cuerpo de un hombre y de esa forma protege a la *testosterona* de ser secuestrada y convertida en *estrógeno*.

El mineral *selenio* tiene un efecto directo sobre la fertilidad del hombre y sobre su producción de *testosterona*.

La vitamina D contribuye a la eliminación del *estrógeno* a través del hígado y ello permite que los niveles de *estrógeno* no aumenten a un punto en el que se suprima la producción de *testosterona*. El *estrógeno* que contiene el cuerpo de un hombre se inactiva en el hígado y, para esta función, la vitamina D es esencial. Tomar un poco de sol a diario contribuye a que se cree vitamina D natural en nuestro cuerpo. Se estima que por lo menos el 30% de los hombres están deficientes de vitamina D.

Los aceites esenciales como los Omega 3 del aceite de lino o el aceite de pescado son esenciales para que el cuerpo pueda producir suficiente *testosterona*. El cuerpo del hombre los utiliza como materia de construcción para la *testosterona*.

La vitamina E y otros antioxidantes evitan la oxidación creada por los llamados "radicales libres[1]" que dañan las células de los testículos y las paredes de las arterias que le suplen sangre al pene. El daño a la pared de los vasos sanguíneos[2], llamada el "endotelio[3]", es una de las causas de la impotencia sexual. La vitamina E, en especial, ayuda a que la hormona *insulina* funcione correctamente y por eso ayuda a los diabéticos a reducir sus niveles de glucosa (azúcar de la sangre). Esto es importante saberlo porque el exceso de glucosa produce, debido al proceso de fermentación de la glucosa, un exceso de ácidos y radicales libres que gradualmente van

---

[1] Los radicales libres son átomos o moléculas a las cuales les falta un átomo y que debido a ello son inestables y dañinas al cuerpo. Los radicales libres causan mucho daño a las células del cuerpo al chocar con ellas robándoles átomos que le son necesarios a las células. En efecto los radicales libres pueden destruir las paredes de las células causándoles la muerte. Hay varias condiciones de salud que se caracterizan por un exceso de destrucción celular causada por radicales libres como lo es la obesidad y también la diabetes en cuyo caso se refleja en neuropatía diabética e impotencia en el hombre diabético.
[2] Los vasos sanguíneos comprende las arterias, las venas y los capilares del cuerpo.
[3] El endotelio es el nombre que se le da a pared de recubrimiento que tienen por dentro los vasos sanguíneos. Es un tejido vivo que está muy activo en la producción de distintas sustancias que son vitales a la salud como lo es el óxido nítrico que permite una erección.

dañando la pared del endotelio y causan impotencia. Se han publicado varios estudios que demuestran que aproximadamente la mitad de todos los hombres con diabetes padecen de impotencia y esta es la razón principal.

Existe también un compuesto natural patentado llamado TESTOFEN[1]® que demostró lograr un aumento de hasta un 98% en la producción de *testosterona* natural en los hombres. De la misma forma, dentro del ámbito natural hay sustancias naturales como el adaptógeno[2] *rhodiola rosea* que se han usado por cientos de años para aumentar la capacidad sexual del hombre. También otras sustancias como *muira puama* que prolifera en el bosque del Amazonas, la *maca* del Perú y otras que tradicionalmente han sido utilizadas para mejorar el funcionamiento sexual.

Según usted lea la información de este libro se dará cuenta de que <u>son muchos los factores</u> que influyen en la impotencia sexual. Por ejemplo, se sabe que la obesidad, la alta presión arterial y los altos niveles de colesterol contribuyen a los daños del sistema cardiovascular y por lo tanto pueden causar impotencia sexual. No existen

---

[1] TESTOFEN® es un extracto de la planta llamada fenogreco (fenugreek en inglés). El fenogreco ha sido usado tanto como medicamento como especia de alimentos en Egipto, la India y el Medio Oriente. Tradicionalmente se recomendaba como tratamiento para enfermedades reproductivas masculinas.

[2] Los adaptógenos son sustancias naturales que tienen propiedades que ayudan al cuerpo a adaptarse a todo tipo de situación adversa como estrés, cansancio, agotamiento o frío. Se han utilizado con éxito para aumentar el metabolismo y la energía del cuerpo además de combatir una gran cantidad de enfermedades y condiciones como depresión, hipotiroidismo, diabetes u obesidad.

"pastillas milagrosas" que le resuelvan el problema si usted no toma conciencia y mejora su nutrición más su estilo de vida. La mentalidad americana es una que nos ha influenciado a querer siempre encontrar un solo factor individual que sea el único causante de un problema de salud. La vida es compleja y las situaciones que afectan nuestra sexualidad también lo son.

Lo que sí es posible es que usted logre una mejoría sustancial en su sexualidad si decide reparar el daño que le ha hecho a su cuerpo, lo cual sumado al deterioro normal que trae consigo la edad, pueden causarle impotencia sexual. En cuanto a este tema de la sexualidad masculina lo peor que usted podría hacer es no hacer nada.

DEFICIENCIAS DE ÓXIDO NÍTRICO

Los mecanismos biológicos y la forma en la cual el hombre logra una erección para poder ejecutar el acto sexual ya se descubrió. Cuando se producen pensamientos sexuales o sensaciones estimulantes en un hombre su cerebro envía una señal a través de los nervios de la espina dorsal, lo cual estimula los vasos sanguíneos del pene. Este estímulo hace que en el endotelio (pared interna de los vasos sanguíneos) se produzca una sustancia llamada "óxido nítrico" ("NO" o "*nitric oxide*" en inglés) que funciona como relajante muscular del pene. Irónicamente esta sustancia que en inglés denominamos como NO es la que permite el "SÍ" de una erección. El relajamiento de los músculos del pene, producido por el óxido nítrico, hace que el pene se llene de sangre lo cual levanta la presión interna y causa una erección.

En principio pudiéramos decir que el órgano sexual del hombre es un sistema hidráulico. O sea, un sistema que adquiere rigidez a través de la presión que ejerce un líquido, la sangre, dentro de su estructura.

El pene es un órgano interesante. Una gran parte del interior del pene está compuesta de una doble cavidad llamada *"corpus cavernosum"*. Cuando el hombre se excita sexualmente las dos cavidades que componen el *corpus cavernosum* se llenan de sangre y eso produce la erección.

El óxido nítrico es la sustancia que se produce en el endotelio de los vasos sanguíneos del pene que facilita la erección. Es un neurotransmisor que ordena a los músculos del pene a que se relajen para permitir que la cavidad llamada *corpus cavernosum* se llene de sangre. Sin la relajación que produce el NO en los músculos del pene es imposible tener una erección.

Es importante destacar el papel del endotelio como el tejido que produce el óxido nítrico que es un potente vasodilatador que afecta grandemente la circulación de la sangre. Se sabe que la impotencia sexual, aunque puede ser causada por razones de tipo psicológicas como el estrés, tiene unas causas principalmente físicas de las cuales el daño al endotelio es posiblemente la principal.

Existen varias formas en las que se causan daños al endotelio lo cual reduce la producción de óxido nítrico y puede causar la impotencia sexual. Por ejemplo, el fumar cigarrillos produce daño al endotelio de la misma forma que el exceso de glucosa que tienen los diabéticos también lo irrita y lo daña. Ciertas deficiencias de vitaminas esenciales como el ácido fólico producen un deterioro en el endotelio y lo incapacitan para producir el óxido nítrico que se necesita para lograr una erección. Inclusive, las deficiencias del mineral magnesio pueden crear un exceso de acumulación de calcio que se va depositando en el endotelio y lo calcifica obstaculizando su producción de óxido nítrico.

Las investigaciones científicas que nos permitieron llegar hasta el descubrimiento de la función del óxido nítrico en las erecciones se hicieron en los años 70. Al grupo de investigación compuesto por el doctor Louis Ignaro y los farmacólogos Robert Furchgott y Ferid

Murad se les otorgó el premio Nobel en Medicina en el 1998 por su descubrimiento sobre la función del óxido nítrico en la relajación muscular.

El óxido nítrico tiene una vida muy corta, de aproximadamente unos 30 segundos. Tan pronto se empieza a producir en las paredes del endotelio del pene y comienza el proceso de formarse una erección se empieza también a producir una enzima llamada *phosphodiesterase* que bloquea la acción del óxido nítrico. Es parte del sistema interno del cuerpo para obtener un balance que es necesario porque de otra manera una erección duraría por demasiado tiempo. El óxido nítrico produce la erección y la enzima *phosphodiesterase* la destruye.

Además de la enzima *phosphodiesterase* hay otros factores que destruyen al óxido nítrico antes de tiempo y que por lo tanto dificultan o imposibilitan una erección. Cuando existe una deficiencia de sustancias antioxidantes (vitaminas C o E) o un ambiente interno demasiado ácido (falto de oxígeno) del cuerpo, el óxido nítrico se oxida y se destruye, lo cual resulta en impotencia sexual.

El óxido nítrico es producido por el tejido del endotelio utilizando como materia prima al aminoácido L-Arginina. Los aminoácidos son los componentes de las proteínas (carne, huevo, queso, etc.). El aminoácido L-Arginina es muy abundante en los mariscos y quizá por eso se relaciona el alto consumo de mariscos con la potencia sexual masculina.

Curiosamente, en el mismo año 1998 en que este grupo de científicos recibió su premio Nobel de Medicina por el descubrimiento de las propiedades del óxido nítrico fue que el medicamento VIAGRA® entró al mercado. VIAGRA® (*sildenafil citrate*) funciona a base de contrarrestar y bloquear el efecto de la enzima *phosphodiesterase* que es la que obstaculiza la acción relajante del óxido nítrico.

La inconveniencia principal de usar medicamentos para la impotencia como VIAGRA® es que su uso elimina totalmente la espontaneidad de la actividad sexual. O sea, se pierde la naturalidad. El problema es que el medicamento VIAGRA® no funciona de inmediato y debe ingerirse por lo menos una hora antes de que la actividad sexual suceda. Esto obliga a una planificación que le resta a lo natural de la atracción sexual en la pareja. Pero, para el que padece de impotencia sexual cualquier cosa es mejor que no poder participar de la actividad sexual.

Hay otro factor a considerar y es el de que ningún medicamento está libre de la posibilidad de crear efectos secundarios dañinos. Los compuestos químicos de VIAGRA® pueden causar problemas con la visión, muy en especial en lo relacionado a la percepción de los colores verde y azul. Esta es la razón por la cual no se les permite a los pilotos de avión el usar VIAGRA® por unas 12 horas antes de un vuelo aéreo. Hay también hombres a los que VIAGRA® les causa dolores de cabeza. Además, VIAGRA® puede ser un agente causante de ataques al corazón y es por esa razón que es un medicamento que sólo se puede adquirir con una receta médica.

POSIBLES SOLUCIONES

Varios estudios han reflejado que el uso de una dosis diaria del aminoácido L-Arginina, en combinación con otras potentes sustancias antioxidantes que protejan la producción del óxido nítrico, pueden aumentar la producción del óxido nítrico en el endotelio y así contribuir a una erección adecuada. Según nos explica el doctor Louis Ignaro, en su libro *"NO More Heart Disease"*, este aminoácido puede inclusive contribuir a reversar el daño que haya sufrido el tejido del endotelio y así mejorar la salud cardiovascular de la persona.

El pene es parte del sistema cardiovascular del hombre y por lo tanto todo lo que le haga daño a este sistema que transporta la sangre le podrá también hacer daño a nuestra capacidad sexual. Las condiciones causantes de alta presión arterial como la obesidad y el estrés van causando un endurecimiento de las arterias que se llama arteriosclerosis[1]. Para el hombre que está sobrepeso, o que es diabético, es esencial que se mejore la función de su metabolismo para que pierda el exceso de peso y así poder evitar o inclusive poder recuperarse de una impotencia sexual.

---

[1] La arteriosclerosis es un endurecimiento y una pérdida de elasticidad de las arterias que además de afectar las capacidades mentales de una persona pueden también causar impotencia cuando afectan las arterias que suplen la sangre al órgano sexual masculino.

Aumentar el consumo de agua a un nivel adecuado reduce la acidez del cuerpo y también evita la oxidación excesiva del óxido nítrico lo cual puede devolverle a un hombre su potencia sexual.

También existen vitaminas naturales como la *niacina* (vitamina B3) y el suplemento *ginko biloba* que mejoran grandemente la circulación sanguínea a todos los órganos del cuerpo y que de esa forma contribuyen a un mejor desempeño sexual en el hombre. También hierbas naturales como *muira puama, maca, tribulus terrestis* y el adaptógeno[1] *rhodiola rosea* de Rusia que se han usado por miles de años como afrodisiacos[2] y agentes naturales para mejorar la sexualidad masculina.

Por otro lado se sabe que el estrés es un factor que aumenta la oxidación e irritación interna del cuerpo y que debido a ello puede producir daños al endotelio que resulten en impotencia sexual. Hay suplementos naturales que contrarrestan los efectos del estrés y ayudan a devolver el funcionamiento sexual a un hombre. Todo lo que contribuya a reducir los niveles de estrés tiene el potencial de mejorar el desempeño y la sexualidad masculina. Obsérvese que las parejas suelen

---

[1] Los adaptógenos rusos tienen propiedades que ayudan al cuerpo a adaptarse a todo tipo de situación adversa como estrés, cansancio, agotamiento o frío. *Rhodiola rosea* se ha utilizado para condiciones como depresión, hipotiroidismo, diabetes, impotencia u obesidad..

[2] Un afrodisíaco es cualquier sustancia que en teoría aumente el apetito sexual. Su nombre es una referencia a Afrodita, la diosa griega del amor.

estar bastante más activas sexualmente cuando están de vacaciones que cuando confrontan el diario vivir. El ambiente libre de estrés es conducente a la expresión sexual.

MIEDO A FALLAR

No podemos descontar el factor mental o psicológico como causa o factor contribuyente a la impotencia sexual. Aunque no soy un experto en el área de las emociones humanas he estudiado el tema lo suficiente como para poder hacer unas recomendaciones prácticas.

Como dije en mi libro *El Poder del Metabolismo* la mente lo controla todo. A la hora de mejorar el metabolismo y adelgazar es vital que se tomen en consideración los factores mentales y emocionales. La sexualidad masculina no es una excepción, se afecta por el medioambiente y muy en especial por las presiones externas que estresan la relación de pareja.

Cuando un hombre descubre que padece de impotencia sexual le sobreviene un estado emocional de derrota que puede ser devastador. De inmediato tratará de remediar la situación e inevitablemente se pondrá un exceso de presión él mismo para cumplir con su función sexual. Desgraciadamente el estrés que puede generarse ante la impotencia sexual aumenta la producción de la hormona *cortisol* [1] que se produce en las glándulas adrenales. El *cortisol* a su vez aumenta los niveles de glucosa de la sangre y eso produce un exceso de ácido

---

[1] El nombre verdadero es "glucocorticosteroide" o cortisona. Esta hormona se produce en las glándulas adrenales que están localizadas en la parte de arriba de cada uno de nuestros dos riñones. La palabra *"cortisol"* es el nombre en inglés de esta hormona. Es una hormona que se produce en respuesta al estrés y cuyo efecto incluye acciones como aumentar los niveles de glucosa en la sangre (por eso el estrés nos engorda).

láctico, lo cual reduce aún más la producción del óxido nítrico. Toda esta cadena de eventos hormonales resulta en una impotencia sexual empeorada.

Cuando se desea mejorar o revertir una condición de impotencia sexual la participación y el apoyo de la pareja sexual son imperativas. Mientras más se pueda dialogar sobre el problema de la impotencia del hombre mejor se podrá contribuir a una solución.

Por otro lado, cuando el hombre con impotencia se pone la presión de que <u>tiene que cumplir con su función de hombre</u> empieza a sentir un <u>miedo a fallar</u> que en efecto le obliga a fallar. Todo lo que se nos impone en la vida nos causa infelicidad. Si el sexo se convierte en una imposición, o en un reto que tenemos que vencer, pierde su encanto porque nos ocasiona demasiado estrés.

Mientras se busca una solución al problema existen otras alternativas para expresar la sexualidad. En una pareja que se quiere, y donde existe el cariño y la mutua admiración, <u>no hay nada malo</u> en adoptar la estimulación manual u oral como expresión sexual. La actividad sexual que se practica con fidelidad es una forma de comunicación íntima que enriquece la relación de una pareja.

Hay formas de mejorar e inclusive de recobrar la capacidad sexual sobre todo si mejoramos la comunicación de pareja. Si buscamos formas creativas de expresar nuestro amor, mientras el hombre se encamina hacia un nuevo estilo de vida que mejore su sexualidad, existe una oportunidad real de recobrar la potencia sexual. Si nos desesperamos, nos estresamos o nos ponemos la presión de tener que ejecutar la actividad sexual, sólo se agravará la condición de impotencia sexual.

Aún para los hombres que ya se han visto necesitados de utilizar medicamentos como Viagra®, Cialis® o Levitra® existe esperanza si se toma la decisión de mejorar todos los otros factores que se explican en este libro. Lo peor que le pudiera pasar a un hombre que adopta un estilo de vida más saludable es que su medicamento para la impotencia sexual le empiece a producir mejores resultados.

A través de más de 10 años he observado las mejorías que han tenido los hombres que han participado del programa Natural Slim™. Una de las observaciones más notables que por años nos han hecho los hombres que adoptan el estilo de vida saludable que se promueve en Natural Slim™ o que se explica en el libro *El Poder del Metabolismo*, es que su vida sexual mejora dramáticamente. Se puede mejorar la sexualidad masculina.

Lograr una mejoría notable o una recuperación de la potencia sexual puede tomar, dependiendo de su propia situación, un tiempo indeterminado de esfuerzo. En mi caso me tomó cerca de 3 meses de adaptación y de lucha, pero se pudo lograr.

EXCESO DE PESO

El sobrepeso y la obesidad son factores causantes de impotencia sexual. Entre los miles de hombres que han visitado a Natural Slim™, con el propósito de mejorar su metabolismo y adelgazar, constantemente hemos oído la queja de la dificultad que padecen los hombres que están sobrepeso para funcionar sexualmente. Este tipo de queja no se la hacen los hombres a nuestras consultoras mujeres debido a que les causa vergüenza el tema. Pero, a los hombres que trabajamos en Natural Slim™, periódicamente sí se nos hacen preguntas relacionadas a mejorar el funcionamiento sexual.

Entre los hombres que están sobrepeso existen muchísimas más dificultades en el funcionamiento sexual debido a que el sobrepeso y la obesidad causan daños al sistema cardiovascular. El pene está unido al sistema de los vasos sanguíneos y se afecta con todo lo que perjudica al resto del sistema sanguíneo. Además, un hombre que lleva muchos años con sobrepeso crea en su cuerpo varios desbalances hormonales que le conducen a una condición de impotencia sexual.

El problema se origina en el hecho de que para poder engordar un hombre necesita, obligatoriamente, consumir un exceso de carbohidratos refinados (pan, harina, pasta, arroz, papas, azúcar, cerveza, etc.) generalmente combinados con grasa. Los carbohidratos refinados, como se explica en el libro *El Poder del Metabolismo*, se convierten rápidamente en glucosa (azúcar en la sangre). Los excesos de carbohidratos refinados crean excesos de glucosa y la glucosa a su vez obliga al cuerpo a producir un exceso de la hormona *insulina* que es precisamente la hormona que nos engorda. La *insulina* es una hormona cuya función principal es proveerle alimentos a nuestras células. Cuando se produce un exceso de *insulina*, debido a un consumo excesivo de carbohidratos refinados, esta *insulina* funciona como un "carrito de carga" que arrastra consigo los excesos de glucosa y las grasas ingeridas para convertirlas en grasa corporal.

Cuando el hombre llega a tener un exceso de grasa en el cuerpo una parte de esa grasa empieza a convertirse en la hormona femenina *estrógeno* la cual contrarresta la hormona *testosterona* del hombre y desde ahí empieza a decaer la función sexual masculina. Existe una enzima en el cuerpo humano (hombres y mujeres) llamada *aromatase* la cual produce la hormona *estrógeno* utilizando la grasa del cuerpo como materia prima.

Usted puede observar que los hombres que están muy obesos desarrollan senos como si fueran mujeres. Esto se debe a que el exceso de grasa de un hombre obeso produce grandes cantidades de *estrógeno* y el *estrógeno* feminiza el cuerpo de un hombre porque es una hormona femenina. Los hombres muy obesos muchas veces desarrollan senos, el tono de la voz se les pone fino, como el de una mujer, y se les atrofian los testículos mientras se les reduce el tamaño del pene. Todo esto lo ocasiona la hormona *estrógeno* que produce la grasa de su cuerpo.

Un estudio reciente en *The Lancet Oncology* reflejó que los hombres obesos tienen más del doble de la incidencia de cáncer en la próstata que los hombres que no están sobrepeso. Este estudio también reflejo que la incidencia de muerte por cáncer en la próstata es muchísimo mayor en los hombres que están obesos. Esto hace mucha lógica porque se sabe que el *estrógeno* le causa daños a la próstata del hombre. Estos daños pueden fácilmente degenerar en un cáncer de la próstata.

Además, los hombres que están sobrepeso tienen deficiencias del mineral zinc que es el mineral que bloquea la conversión de la enzima *aromatase* y evita que la grasa de un hombre continúe convirtiéndose en *estrógeno*.

La obesidad también trae consigo un estado de acidez interna del cuerpo. Ese estado de acidez causa mucha destrucción celular que daña el endotelio, donde se produce el óxido nítrico que permite una erección. Por definición, un estado de acidez corporal es siempre un estado de bajos niveles de oxígeno y de altos niveles de hidrógeno. El hidrógeno es ácido, y como todo ácido, es corrosivo. La concentración de ácidos en el cuerpo de un hombre obeso causa una irritación constante a las células y reduce el metabolismo.

Por otro lado la obesidad causa otras condiciones de salud como alta presión arterial, altos triglicéridos y alto colesterol, y todas también son causantes de impotencia sexual. Tanto el exceso de presión arterial como los altos niveles de colesterol han demostrado ser causantes de arteriosclerosis (endurecimiento de las arterias) y ya se sabe que las arterias y capilares del pene de un hombre también se van llenando de una placa de colesterol y de depósitos de calcio que las atrofian y que le causan impotencia sexual.

Si usted interesa mejorar o recobrar su buen funcionamiento sexual debe empezar por adelgazar, si está sobrepeso. Me permito recomendarle la Dieta 3x1™ que se explica en el libro *El Poder del Metabolismo*. Con la Dieta 3x1™ usted puede adelgazar mientras reduce la irritación y el daño celular continuo que sufre su cuerpo al estar sobrepeso. Ya más de 100,000 personas han aplicado la Dieta 2x1™ y la Dieta 3x1™ con excelentes resultados. Si padece de sobrepeso y desea ver resultados más rápidos le recomiendo la Dieta 3x1™ que es más agresiva que la Dieta 2x1™ para efectos de reducir la grasa del cuerpo.

Este libro no pretende ser su guía para bajar de peso. Para eso existe *El Poder del Metabolismo* que cubre el tema del metabolismo y la obesidad de forma abarcadora. Pero, sepa que si está sobrepeso y también ha notado que su funcionamiento sexual deja mucho que desear, debe usted adelgazar para que tenga una verdadera oportunidad de recuperar el pleno funcionamiento sexual.

DIABETES

Entre los hombres diabéticos la impotencia sexual es una epidemia. Varios estudios reflejan que más de la mitad de los hombres con diabetes padecen de algún tipo de impotencia o de dificultad sexual.

La diabetes por definición es una condición que siempre está acompañada por unos niveles de glucosa (azúcar en la sangre) demasiado elevados. La glucosa es el combustible de las células de nuestro cuerpo de la misma forma que la gasolina es el combustible de su carro.

Los niveles normales de glucosa de una persona sin diabetes fluctúan generalmente entre 80 a 120 mg/dl (miligramos por decilitro) de glucosa que son niveles que no ocasionan daño al cuerpo. Por el contrario, los niveles de glucosa de una persona con diabetes, demasiadas veces se encuentran entre los 130 a los 400 mg/dl. Ya se considera diabetes cuando la persona tiene niveles superiores a los 130 mg/dl y parte del problema con el hombre diabético es que la glucosa, como es un tipo de azúcar, se fermenta y se convierte en ácido láctico. El ácido láctico, al igual que todos los ácidos, irrita, destruye y corroe los vasos sanguíneos, lo cual destruye el tejido llamado endotelio que es el que produce el óxido nítrico que un hombre necesita tener para lograr una erección.

La glucosa excesiva que tiene un diabético en su sangre también tiene otra forma de destruir su sexualidad. La glucosa, cuando aumenta su concentración en la sangre, empieza a unirse a las proteínas del cuerpo (carne, órganos, tejidos, venas, arterias) en un proceso que se llama *glicación.*

Si usted sumergiera su mano dentro de un espeso almíbar de azúcar descubriría que se le haría extremadamente difícil el remover el azúcar de su piel debido a que el almíbar de azúcar es una sustancia pegajosa. Cuando un diabético tiene la glucosa por encima de los 130 mg/dl la concentración de azúcar en la sangre se asemeja más a la de un almíbar. En esas condiciones internas de exceso de glucosa muchas de las células quedan impregnadas de la pegajosa azúcar de la sangre. El exceso de azúcar de la sangre (glucosa) ahoga las células del cuerpo y destruye a una buena parte de ellas debido a la *glicación.* Cuando la glucosa se une a las proteínas de las células y de los órganos del cuerpo, las destruye.

La neuropatía diabética[1] es causada por los niveles demasiado altos de glucosa en la sangre de los diabéticos. El exceso de glucosa acelera los procesos de *glicación* y ocasiona serios daños que van destruyendo las células de los órganos y los nervios del diabético. Por otro lado los excesos de glucosa se fermentan y se convierten en ácido láctico. El ácido láctico, al igual que todos los otros ácidos, es abrasivo y cuando está en exceso causa daños al cuerpo.

---

[1] La "neuropatía diabética" es el nombre que se le da a las enfermedades o daños a los nervios de un diabético. Los diabéticos que fallan en controlar los niveles de glucosa demasiado altos crean un ambiente interno en el cuerpo donde los nervios se van atrofiando por el exceso de glucosa, los ácidos que la glucosa produce y la *glicación* (destrucción de las células por el exceso de glucosa en la sangre).

El hombre diabético muchas veces pierde parte de la sensación en su pene debido al daño que le causa la neuropatía diabética.

Por otro lado, cada día en el que el hombre diabético se permite tener niveles demasiado altos de glucosa va perdiendo su sexualidad por los daños que se ocasionan al endotelio de sus vasos sanguíneos.

Más del 90% de los diabéticos están sobrepeso y eso hace que sus cuerpos produzcan demasiado *estrógeno* (hormona femenina) debido a la interacción entre la grasa de su cuerpo y la enzima *aromatase,* lo cual les nulifica la *testosterona* y con eso también les roba su sexualidad *masculina.*

El hombre diabético necesita utilizar la Dieta 3x1™ que se explica en el libro *El Poder del Metabolismo* o al final de este libro. Esta dieta logra que los niveles de glucosa vuelvan a ser normales y también logra detener por completo la progresión del daño que sufre el cuerpo de un diabético. De hecho, los diabéticos que han utilizado la Dieta 3x1™ logran bajar de peso, reducir sus medicamentos y en muchos casos también logran recuperar su potencia sexual.

Hace poco estuvimos realizando un estudio, supervisado médicamente, con 25 diabéticos. Los resultados en ellos, después de sólo 13 semanas en la Dieta 3x1™, fueron sorprendentes. Todos los participantes del estudio nos reportaron que bajaron de peso, redujeren el colesterol y los triglicéridos. También redujeron la presión arterial y tuvieron que reducir los medicamentos para la diabetes a la mitad o menos. Durante el estudio varios de los hombres diabéticos recobraron su potencia sexual o empezaron a notar que ya no dependían de los medicamentos para la disfunción eréctil.

El ALCOHOL Y LA SEXUALIDAD

Las bebidas alcohólicas tienen el efecto de relajar las inhibiciones y tal parecería que contribuyen al buen funcionamiento sexual del hombre. Pero no es así. Aunque el alcohol tiene un efecto relajante que funciona como un agente vasodilatador el problema es que relaja TODO el sistema cardiovascular del cuerpo y no solamente los vasos sanguíneos del pene. En efecto, el alcohol logra que se reduzca la presión de la sangre cuando relaja todos los vasos sanguíneos del cuerpo. Pero el problema es que esa acción relajante del alcohol distribuye y aleja hacia otras partes del cuerpo a una buena parte de la sangre que se necesitaba en el pene para producir la erección. Es como cuando usted está usando la manguera de su casa para lavar su carro y de momento alguien abre otra pluma en el interior de su casa y la manguera pierde la presión. Reducir el consumo de alcohol le ayudará en su funcionamiento sexual.

También se sabe que el alcohol en exceso logra que más cantidad de su hormona masculina *testosterona* sea convertida en *estrógeno* por la enzima llamada *aromatase*. O sea, que abusar del alcohol feminiza su cuerpo.

El alcohol también logra que su cuerpo se deshidrate lo cual puede contribuir a la impotencia sexual. Observe la cantidad de veces que la gente se ve obligada a visitar el baño para orinar cuando están ingiriendo bebidas alcohólicas. El alcohol funciona como diurético porque extrae el agua del cuerpo. Todo lo que reduzca el nivel de hidratación de su cuerpo le agravará la impotencia sexual. Si va a ingerir alcohol asegúrese de estar muy bien hidratado consumiendo mucha agua antes y después de ingerir alcohol.

Nada de esto anterior quiere decir que si usted ingiere bebidas alcohólicas no pueda disfrutar de ellas en moderación.

LA ACIDEZ DEL CUERPO

El alcohol es una sustancia ácida que tiene la capacidad de corroer las paredes del endotelio donde se produce el óxido nítrico. Fíjese que el alcohol es un solvente de carácter abrasivo que usted pudiera usar hasta para remover una mancha. O sea, el alcohol puede ser un agente oxidante que le destruya la sexualidad pero ello depende totalmente de 2 factores: *1)* la cantidad de alcohol que usted ingiera; y *2)* el ambiente interno de su cuerpo.

Si usted consume una cantidad moderada de alcohol el efecto no necesariamente es dañino si su cuerpo tiene los minerales necesarios para neutralizar la acidez que el alcohol produce. O sea, una pequeña cantidad de alcohol no será un problema para el cuerpo si su cuerpo tiene suficiente abastos disponibles de los minerales alcalinos como calcio, magnesio y potasio. Los hombres que a diario utilizan un compuesto vitamínico de alta potencia (con minerales como calcio y magnesio) y que acostumbran a ingerir bastantes vegetales y ensaladas en sus comidas tienen en sus cuerpos un abasto adecuado de minerales alcalinos que neutralizan el efecto ácido del alcohol y que por lo tanto evitan cualquier posible daño a su sexualidad.

Cuando ocurre que el ambiente interno del cuerpo de un hombre tiende a estar demasiado ácido, según se puede comprobar en la saliva con un probador de pH[1], entonces el añadirle alcohol a la sangre le puede reducir tanto la producción de la hormona *testosterona* como la del óxido nítrico que es el que permite la erección. Pero, cuando el cuerpo del hombre está suficientemente alcalino (lleno de oxígeno y minerales alcalinizantes) entonces un poco de alcohol pudiera ser hasta un factor de ayuda.

Los hombres que padecen de sobrepeso o de diabetes tienen un cuerpo demasiado ácido según se refleja en un probador de pH. Si el ambiente interno del cuerpo está demasiado ácido y le añadimos otro ácido adicional como el alcohol entonces la situación se empeora. La acidez se refleja en un pH menor a 7.0 y bajo esas circunstancias el alcohol sería dañino. Pero, si el cuerpo del hombre está más alcalino, con un pH mayor de 7.0, no habría daño al usar alcohol.

La buena noticia que nos da el doctor Louis Ignaro en su libro *NO More Heart Disease* es que el vino tinto puede inclusive ayudar a mejorar la sexualidad masculina por su contenido de los llamados

---

[1] El término "pH" quiere decir "potencial de hidrógeno" y es una medida de la acidez (falta de oxígeno) o la alcalinidad (abundancia de oxígeno) de una sustancia. Se puede usar un probador como pH Master Tester™ con el cual se puede medir en la saliva cual es el estado de nivel de acidez o de alcalinidad del cuerpo.

"polifenoles" naturales que son sustancias antioxidantes. Los polifenoles evitan que el óxido nítrico se oxide lo cual ayuda a proteger una erección. Esto es así siempre y cuando la cantidad de vino tinto que se ingiera no sea demasiado grande ya que el alcohol que contiene el vino tiene precisamente el efecto contrario. Una copita o dos de vino tinto al día pueden ayudarle siempre y cuando su cuerpo esté lo suficientemente alcalino como para neutralizar el efecto ácido del alcohol.

Ahora bien, si usted está sobrepeso o padece de diabetes dé por seguro que su cuerpo está demasiado ácido como para que los polifenoles del vino tinto le puedan ayudar. Si este es su caso le recomendaría que empiece a adelgazar usando una dieta como la Dieta 3x1™ y que haga uso diario de un complejo vitamínico potente con la idea de reducir la acidez interna de su cuerpo. Puede usted utilizar un probador de pH como pH Master Tester™ e ir monitoreando su acidez o alcalinidad a través de la saliva hasta que logre alcalinizar su cuerpo. Mientras más alcalino y menos ácido esté su cuerpo mejor sexualidad disfrutará.

El problema es que mientras más ácido esté su cuerpo menor será la producción de óxido nítrico y mayores problemas tendrá usted en lograr una erección adecuada. El doctor Ignaro, ganador del premio Nobel por su descubrimiento de las propiedades del óxido nítrico, explica en su libro que el óxido nítrico tiene una vida muy corta como de unos 30 segundos y se degrada o se oxida con mucha facilidad. Si el cuerpo de un hombre está demasiado ácido el endotelio tendrá menos oxígeno para poder producir el óxido nítrico y además el óxido nítrico que se produzca se oxidará muchísimo más rápido, dificultando o haciendo imposible la erección.

El cuerpo de un hombre diabético generalmente está demasiado ácido por el exceso de glucosa que se fermenta y se convierte en ácido láctico. Estoy acostumbrado a medirles el pH a los hombres diabéticos que visitan a Natural Slim™ y lo usual es que reflejen un pH ácido de menos de 7.0, lo cual indica que sus cuerpos están ácidos y faltos de oxígeno. Eso explica los datos que se han publicado de que más del 50% de todos los hombres diabéticos padecen algún tipo de impotencia sexual.

Ahora, además del alcohol, la diabetes y la obesidad existen otras causas para que el cuerpo se torne demasiado ácido. Por ejemplo, el estrés produce acidez. Esto ocurre debido a que cuando usted experimenta estrés, o un mal rato, o un coraje, su cuerpo produce un exceso de la hormona *cortisol* en las glándulas adrenales. El *cortisol* le da una señal a su hígado para que descargue la glucosa que tiene almacenada (en forma de glicógeno[1]). Si esta glucosa que deposita el hígado en su sangre no es utilizada por los músculos, como cuando usted se ejercita, entonces la glucosa se fermentará convirtiéndose en ácido láctico y su cuerpo se tornará aún más ácido. Sí, las emociones negativas y

---

[1] El glicógeno es un tipo de almidón que el cuerpo utiliza para almacenar la glucosa en el hígado a modo de "tanque de reserva". Cuando se produce una situación de estrés emocional el cuerpo reacciona al *cortisol* descargando el glicógeno en la sangre después de convertirlo en glucosa. El propósito del cuerpo es proveer un abasto de energía para poder tener energía disponible y así poder "pelear o correr".

el mal genio producen acidez por su producción de ácido láctico a partir de la glucosa fermentada. El exceso de acidez puede fácilmente resultar en impotencia sexual porque destruye al óxido nítrico que permite una erección.

Las recomendaciones para lograr un cuerpo alcalino (lleno de oxígeno) que le permita disfrutar de una sexualidad mejorada serían las siguientes:

1. La Dieta 3x1™ para reducir la glucosa en su sangre y así reducir la producción del ácido láctico y la acidez del cuerpo.

2. Suficiente consumo de agua (usted calcula la cantidad diaria de vasos de agua de 8 onzas que necesita su cuerpo dividiendo su peso en libras por el número 16). Observe que cuando usted orina se va desasiendo de los ácidos de su cuerpo. Pero, si no toma agua, no orina.

3. Eliminar los refrescos carbonatados y el azúcar que son sustancias ácidas.

4. Aumentar el consumo de vegetales y ensaladas, lo cual aumenta la alcalinidad del cuerpo debido a su alto contenido de potasio.

5. Monitorear los niveles de acidez o alcalinidad de su cuerpo con un probador de pH como pH Master Tester™ hasta que logre obtener un pH neutral o alcalino en su saliva. Un pH de 7.0 sería neutral (ni ácido, ni alcalino) y uno de 7.1 o

más sería alcalino. Recuerde que ácido quiere decir "falto de oxígeno" y alcalino significa "con oxígeno".

6. Usar un suplemento de magnesio y otro de potasio para alcalinizar el cuerpo, muy en especial si se padece de diabetes o de alta presión. Generalmente los hombres diabéticos tienen el cuerpo ácido debido al exceso de glucosa. Los diabéticos necesitan suplementar su dieta con magnesio porque es un mineral esencial a la producción de *insulina*.

Se puede disfrutar de un uso moderado del alcohol sin perjudicar la sexualidad. Es cuestión de saberlo hacer.

IMPOTENCIA POR DESHIDRATACIÓN

Una de las posibles causas principales de una impotencia sexual es la falta de agua en el cuerpo de un hombre. La realidad es que el aparato sexual del hombre, el pene, es en principio un sistema hidráulico[1].

Para que exista una erección la secuencia de eventos es: el hombre se estimula sexualmente, el cerebro produce un impulso nervioso que estimula los capilares del pene lo cual a su vez estimula al tejido (endotelio) que produce el óxido nítrico, que causa una relajación de los músculos y permite que la sangre llene el pene para producir una erección.

El tamaño y la rigidez de la erección dependen de cuánta sangre logre penetrar el interior del pene. Según nos explica el doctor Batmanghelidj en su libro *Your Body's Many Cries for Water* la sangre de un hombre que está deshidratado es demasiado espesa como para penetrar fácilmente en el pene y producir una erección adecuada. Los hombres cuyos cuerpos están bien hidratados tienen mejores erecciones que los hombres que están deshidratados.

La sangre del cuerpo humano está compuesta aproximadamente en un 94% de agua. La sangre de una persona deshidratada es tan espesa que si la persona se corta un dedo usted vería que las gotas de sangre serían muy espesas y podría observar que su sangrado es más

---

[1] Un sistema hidráulico es un sistema que se mueve por medio de agua u otros líquidos bajo presión. La presión del líquido dentro del sistema hidráulico es la que causa el movimiento de sus partes.

lento. Por el contrario, en el caso de una persona bien hidratada, al cortarse, la sangre fluye con mucha rapidez, debido a que su sangre tiene mayor proporción de agua.

La cantidad de consumo de agua que he visto que produce resultados tanto para adelgazar como para mejorar la potencia sexual se calcula dividiendo el peso del cuerpo por el número 16 y el resultado se interpreta en vasos de agua de 8 onzas por día. Si por ejemplo un hombre pesara 160 libras el cálculo de sus necesidades de agua diaria sería de 10 vasos de agua de 8 onzas por día (160 ÷ 16 = 10). Esto parecería como un exceso de agua, en especial para esos hombres que no acostumbran a tomar agua durante el día, pero no lo es.

Los refrescos carbonatados (Coca-Cola®, Pepsi®, 7-Up®, etc.) son ácidos que corroen las paredes del endotelio y destruyen la producción de óxido nítrico. Fíjese si un refresco carbonatado es ácido que quizá usted habrá observado cómo puede ser utilizado para removerle la oxidación a los polos de la batería eléctrica de un carro. Usted debe eliminar el uso de refrescos carbonatados, incluyendo los de dieta, y sustituirlos por agua si quiere mejorar su potencia sexual.

Una erección es posible debido a la acumulación de sangre que se atrapa en el pene por la relajación que produce el óxido nítrico en el endotelio. Los hombres que no acostumbran a consumir suficiente agua están tan deshidratados que su sangre es más espesa que la de un hombre bien hidratado. Esto les dificulta las erecciones y se puede reflejar en una impotencia sexual. A la hora de obtener una erección el hombre necesita que su sangre esté lo más fluida posible de forma de que pueda llenar eficientemente el *corpus cavernosum* del pene y obtenga una erección.

Por otro lado, como parte de los procesos naturales del cuerpo, se producen a nivel de las células distintas sustancias ácidas que tienen que ser desechadas en la orina. Si los ácidos se acumulan en la sangre empiezan a erosionar el endotelio y eso reduce la producción de óxido nítrico lo cual afectará la capacidad de obtener y mantener una erección. Es importante que se puedan eliminar los ácidos del cuerpo y la única forma efectiva es orinando.

Quizá usted está consciente de que la orina del cuerpo es siempre ácida. La orina es la forma principal que tiene el cuerpo de extraer los ácidos del cuerpo para restablecer el balance interno entre acidez y alcalinidad. Nuestra sangre es alcalina y tiene un pH de entre 7.38 y 7.42 y el cuerpo siempre está haciendo un esfuerzo por eliminar los ácidos para mantener la alcalinidad de la sangre. El hecho de que la sangre sea alcalina (7.38 – 7.42 pH) es lo que permite que el oxígeno que necesitan las células se pueda unir a la hemoglobina[1]. Por ejemplo, cuando la sangre está demasiado ácida, como puede pasarle a un diabético cuando le sube demasiado la glucosa en la sangre, se puede producir una "acidosis" (pH inferior a 7.35) lo cual puede causar la muerte.

---

[1] La hemoglobina está compuesta de las células rojas que le dan el color rojo a la sangre y es la que lleva el oxígeno a las células del cuerpo.

El punto es que mientras más agua tome un hombre menores serán sus niveles de ácidos en la sangre y en el cuerpo y mejores serán sus posibilidades de evitar o revertir una condición de impotencia sexual. Piense en el hecho de que cada vez que usted orina está extrayendo ácidos de su cuerpo y por lo tanto su cuerpo queda más alcalino y lleno de oxígeno.

Puede ser bastante difícil para un hombre que no acostumbra a tomar agua el acostumbrase a tomarse la cantidad de agua que el tamaño de su cuerpo requiere. Cuando por muchos años uno acostumbra a su cuerpo a un estado de deshidratación, luego éste se resiste a la ingesta de agua y usted puede sentir hasta deseos de vomitar el agua cuando intenta aumentar su consumo de agua. La solución es insistir en aumentar el consumo de agua e invariablemente el cuerpo empezará a aceptar el agua después de los primeros 3 días de forzarle el consumo. Es cuestión de imponer el hábito de tomar agua durante el día y el cuerpo siempre se adapta al consumo de agua al punto que luego sentirá sed por agua a menudo.

Un beneficio marginal que usted recibirá al aumentar su consumo diario de agua es que logrará adelgazar aunque no haga dieta porque el agua aumenta de forma natural el metabolismo del cuerpo. Notará también que el hambre se desaparece cuando consume suficiente agua. Esto es algo que el doctor Batmanghelidj también explica en su libro *Your Body's Many Cries for Water*.

Lograr un consumo adecuado de agua es extremadamente beneficioso en especial para los diabéticos y para los hombres que padecen de alta presión. Los diabéticos notarán que cada vez necesitarán menos medicamentos o insulina para controlar su condición al ingerir más agua.

Los hombres con alta presión verán que la presión se reduce de forma natural al aumentar su consumo de agua. Esto es debido a que la deshidratación obliga al cuerpo a producir una sustancia llamada *vasopresina* que, en efecto, presiona los vasos sanguíneos para evitar la pérdida adicional de agua y eso de por sí aumenta la presión sanguínea. La *vasopresina* hace que los riñones conserven agua mediante la concentración de la orina y la reducción de su volumen. La escasez de agua también fuerza al cuerpo a retener la sal (sodio) y eso ocasiona un aumento en la presión sanguínea. Al tomar más agua la presión se reduce de forma natural porque se reduce la producción de *vasopresina*.

Tristemente, cuando el hombre padece de alta presión muchas veces se ve obligado a utilizar medicamentos para la alta presión que a su vez producen impotencia.

A la hora de mejorar la sexualidad el agua es vital.

MEDICAMENTOS RECETADOS

Muchos hombres empezaron a tener problemas de impotencia sexual a consecuencia de algún medicamento recetado.

No niego que la realidad es que cuando un hombre tiene una condición de salud (alto colesterol, alta presión, depresión, etc.) muchas veces necesita utilizar un medicamento para controlar la condición. Pero es bueno saber cuáles son las posibles causas de la impotencia sexual porque ello abre la puerta a una solución. Por ejemplo, he visto casos de varios hombres que adelgazaron a un punto en el que se controló su problema de alta presión y así lograron eliminar el uso de un medicamento diurético. A consecuencia de ello luego me comentaron que les había mejorado o regresado la potencia sexual.

Debo advertirle que no es recomendable que usted descontinúe por su cuenta, y sin la asistencia de un médico calificado, un medicamento recetado que esté tomando, si usted sospecha que le está produciendo impotencia sexual. Los cambios en las dosis de los medicamentos tienen que ser supervisados por un médico.

Según los expertos los medicamentos que más impotencia sexual producen son los medicamentos antidepresivos como Prozac®, Zoloft®, Paxil® y otros. Sin embargo, algo sorprendente que he observado en los últimos 10 años es que la gente que mejora su nutrición y su estilo de vida con un sistema como Natural Slim™

o con la ayuda del libro *El Poder del Metabolismo,* muchas veces dejan de estar deprimidos y logran reducir o eliminar el uso de los medicamentos antidepresivos, con la supervisión de sus médicos. He visto cientos de casos de personas que estaban gordas y deprimidas que luego vieron su depresión desaparecer al mejorar su nutrición y su estilo de vida.

La impotencia sexual puede causar un estado de depresión emocional en el hombre. Cuando el hombre se siente deprimido pudiera que su médico, con buenas intenciones de ayudarle, le recomiende que utilice un medicamento antidepresivo que, precisamente, le hará perder cualquier oportunidad de recobrar su sexualidad.

Por otro lado, no hay duda de que la nutrición tiene el potencial de afectar positiva o negativamente al sistema hormonal y a los neurotransmisores del cerebro. Por ejemplo, cuando una persona gorda empieza a alimentarse adecuadamente su cuerpo entra en un cambio hormonal en el cual las hormonas se estabilizan, e inevitablemente sentirá una mejoría en su estado emocional y en su actitud hacia la vida. En mi experiencia, la gente que está sobrepeso o que padece de diabetes, muchas veces se sienten débiles, intolerantes o irritables debido a que su sistema hormonal está en plena crisis.

Es interesante observar cómo una persona que estaba sobrepeso mejora su nutrición, su hidratación, sus deficiencias vitamínicas y de momento se vuelve una persona tolerante y amable. No es nada inusual que las personas que mejoran su nutrición y su estilo de vida dejan de estar deprimidas lo cual reduce o elimina su necesidad de medicamentos para la depresión. Lo he visto pasar en cientos de personas.

Mucha gente no sabe que cuando consumen una dieta con demasiados carbohidratos refinados (pan, harina, pizza, pasta, arroz, papa, azúcar, etc.) el cuerpo produce un exceso de la hormona *insulina* lo cual interfiere con la hormona *tiroxina* que produce la tiroides. En el cuerpo humano las hormonas compiten unas con las otras para lograr su efecto sobre las células. Si existe demasiada *insulina* en la sangre debido a una dieta demasiada alta en carbohidratos refinados también existirá un desbalance hormonal que afectará la función de la glándula tiroides. La gente que padece de la tiroides se deprime porque el hipotiroidismo produce depresión. Mucha de la gente que tiene problemas con la tiroides está causando su propio problema por tener una dieta inadecuada. Por lo tanto muchas veces están deprimidos debido a que su dieta está afectando a la glándula tiroides, pero terminan siendo recetados con un antidepresivo que luego les causa impotencia sexual.

Si usted padece de impotencia sexual y sospecha que es causada por un medicamento antidepresivo la solución es:

1. Haga una Dieta 3x1™. La idea es que se logre estabilizar el sistema hormonal para que le permita una recuperación.

2. Utilice un complejo de vitaminas potente como METABOLIC VITAMINS™ u otro

similar que contenga por lo menos 50 miligramos de cada una de las vitaminas del complejo B.

3. Elimine las azúcares de su dieta, elimine los refrescos carbonatados ya que son ácidos (incluyendo los "de dieta") y tómese cada día la cantidad de agua que su cuerpo requiere.

Si al hacer esto usted empieza a sentirse mucho mejor y observa que su nivel de energía y su estado de ánimo han mejorado, o que su depresión ya no parece afectarle tanto, entonces podría usted trabajar con la asistencia de su médico para reducir o eliminar el medicamento antidepresivo que le puede estar causando la impotencia.

Debo mencionarle que es un hecho bien conocido para los especialistas en programas de desintoxicación que las drogas psiquiátricas y los antidepresivos pueden producir una adicción o dependencia mucho mayor que las drogas callejeras. O sea, no es nada fácil quitarse de los antidepresivos y otras drogas psiquiátricas debido a lo que llaman "síntomas de retirada". En Natural Slim™ he conocido a cientos de personas que utilizan estos medicamentos y a los cuales nunca se les explicó este realidad sobre los medicamentos psiquiátricos. Inclusive, existe una organización llamada "The Road Back" (www.TheRoadBack.org) que se especializa en ayudar a las personas que desean romper su adicción o dependencia a estos fármacos que además de impotencia pueden causar una fuerte adicción.

El otro grupo de medicamentos que puede causar impotencia sexual son los medicamentos para la hipertensión (alta presión arterial). Se estima que aproximadamente el 28% de los hombres padecen de alta presión. Hay 3 tipos de medicamentos para la hipertensión: los diuréticos, los inhibidores de la enzima convertidora de angiotensina (ACE inhibitors) y los bloqueadores de canales de calcio (calcium channel blockers). Desgraciadamente los 3 tipos pueden causar impotencia sexual.

Mi experiencia con la hipertensión ha sido con los miles de personas que han participado del programa Natural Slim™. Entre la gente obesa, la hipertensión es extremadamente común, de la misma forma que la impotencia sexual es mucho más prevaleciente en los hombres obesos o diabéticos.

La buena noticia es que, en la mayoría de los casos, la presión se normaliza cuando una persona baja de peso. Esto es bueno porque ya se sabe que la hipertensión causa impotencia sexual por el daño que ocasiona al endotelio, lo cual reduce la producción del óxido nítrico que se necesita para obtener una erección.

Hay varios factores que aumentan la presión los cuales usted podría evitar si sabe cuáles son. Las causas principales de la hipertensión son:

1. Una dieta demasiada alta en carbohidratos refinados (pan, harina, pizza, pasta, arroz, azúcar) y en grasa. Este tipo de alimentos obliga al

cuerpo a retener el sodio (la sal) y eso sube la presión.

2. Estar sobrepeso, consumir un exceso de sodio (sal) o estar deficiente del mineral potasio son todas causas de alta presión.

3. No tomar suficiente agua sube la presión porque la deshidratación produce la sustancia llamada *vasopresina.*

4. Tomar bebidas alcohólicas en exceso sube la presión. Se sabe que el uso moderado de alcohol reduce la presión. Pero también se sabe que el uso excesivo del alcohol la sube.

5. El estrés de vida y los problemas (financieros, familiares, de trabajo o con la pareja) le suben la presión.

6. La deficiencia del mineral magnesio sube la presión. Curiosamente el estrés causa deficiencias de magnesio en el cuerpo y ello puede producir hipertensión.

Si usted sospecha que su impotencia sexual está siendo causada por su medicamento para la hipertensión empiece por revertir los factores anteriores. Si observa que su presión arterial empieza a ceder entonces debe consultar con su médico para que le ayude a reducir la dosis del medicamento de forma gradual.

ALTO COLESTEROL

Según se explica en el libro *El Poder del Metabolismo,* el colesterol es una sustancia vital para la salud. De hecho, todas las hormonas de la sexualidad, tanto la *testosterona* en el hombre como el *estrógeno* en la mujer, se fabrican en el cuerpo utilizando al colesterol como materia prima de construcción. Sin el colesterol no existiría la sexualidad ni en el hombre ni en la mujer.

Sin embargo, varios doctores han observado que la impotencia sexual del hombre está relacionada al endurecimiento de las paredes de las arterias que es la condición llamada "arteriosclerosis". Las paredes del sistema vascular es donde está localizado el tejido llamado "endotelio" que es el que produce el óxido nítrico que un hombre necesita para poder producir una erección. El endurecimiento de las paredes de las arterias que puede degenerar en impotencia es producido por depósitos de colesterol y de calcio. Por eso es aconsejable mantener unos niveles de colesterol normales de 200 mg/dl o menos.

El colesterol tiene varias funciones en el cuerpo. Una de ellas es servir como materia de construcción para las hormonas sexuales, pero la otra es que el cuerpo utiliza el colesterol para reparar los daños a los tejidos internos. Podríamos decir que el cuerpo utiliza el colesterol como si fuera un tipo de cemento o masilla para reparar grietas en las células y en las paredes de las arterias. Se sabe que cuando una persona tiene cáncer los niveles de colesterol suben muchísimo y esto se debe a que el cáncer ocasiona una gran cantidad de destrucción celular y el cuerpo aumenta la producción de colesterol para poder "reparar" los daños causados por el cáncer. Los médicos saben que justo después de una operación quirúrgica los niveles de colesterol se elevan. Esto también hace lógica porque en una operación quirúrgica se pierde mucha sangre y se destruyen muchas células, lo cual obliga al cuerpo a aumentar la producción de colesterol para reparar los daños. En fin, el alto colesterol parece ser un aviso del cuerpo de que están ocurriendo daños a las células.

Los medicamentos para el alto colesterol como Lipitor®, Mevacor®, Zocor®, Lescol®, Pravachol® y Caduet® intefieren con la enzima del hígado que crea el colesterol y de esa forma lo reducen. Desgraciadamente también interfieren con el compuesto llamado CoQ10 que el cuerpo necesita para proteger al músculo del corazón y para generar la energía celular que nos permite tener un buen metabolismo.

La queja principal de los pacientes en relación a estos medicamentos para reducir el colesterol es que les afectan la memoria. Esto parece lógico ya que los suplementos con CoQ10 han sido usados con éxito para mejorar la memoria y las condiciones que afectan la capacidad cognitiva como Alzheimer's. Lo ideal sería no tener que usar medicamentos y encontrar una forma de reducir el colesterol de forma natural.

El alto colesterol es causado por una de 2 posibles causas: *1)* un consumo excesivo de carbohidratos refinados (pan, harina, pizza, arroz, papa, azúcar, dulces) o *2)* una condición de hipotiroidismo no diagnosticada o lo que llaman "hipotiroidismo subclínico", que no se refleja en los análisis de laboratorio para la tiroides. Si lee el libro *El Poder del Metabolismo* verá que en él explico que la causa principal del alto colesterol, contrario a lo que usted posiblemente está acostumbrado a oír, <u>no es el consumo de alimentos altos en colesterol</u> como carne, huevos, mantequilla o queso.

En miles de casos de clientes de Natural Slim™ he podido comprobar que el alto colesterol es producido o por un exceso de carbohidratos refinados en la dieta o por una condición de tiroides no diagnosticada. Caso tras caso hemos visto como el colesterol se reduce a niveles normales cuando la persona reduce su consumo de pan, harina, pizza, pasta, arroz, azúcar y otros carbohidratos refinados. Cuando eso no ha funcionado y le hemos ayudado con suplementos naturales para la tiroides el colesterol siempre ha vuelto a sus niveles normales.

La mejor forma de reducir el colesterol para evitar que nos afecte la sexualidad es haciendo una dieta como la Dieta 3x1™ que se explica en *El Poder del Metabolismo* o al final de este libro, en la que se reduce el consumo de carbohidratos refinados y se aumentan las proteínas y los carbohidratos naturales como vegetales y ensaladas. Si esto no funciona entonces se debe revisar la función de la tiroides y la mejor forma de hacerlo <u>no es con un análisis de laboratorio</u>, sino tomándose la temperatura del cuerpo con un termómetro de cristal, como se explica en *El Poder del Metabolismo*. Los análisis de laboratorio para la tiroides simplemente no reflejan el llamado "hipotiroidismo subclínico" que mucha gente padece pero que la temperatura del cuerpo siempre lo evidencia.

Sea como sea, para mejorar o garantizar el disfrute de la sexualidad masculina, hay que reducir el colesterol a niveles normales al igual que los triglicéridos (grasas de la sangre). Es más difícil reducir el colesterol que los triglicéridos ya que los triglicéridos siempre se reducen rápidamente cuando se hace la Dieta 3x1™. Sin embargo, el alto colesterol pudiera estar siendo causado por una función deficiente de la tiroides además de la dieta incorrecta. La buena noticia es que ambos problemas tienen solución sin medicamentos, por lo que he podido comprobar en más de 25,000 personas que han participado del programa Natural Slim™.

UN CUERPO TÓXICO

Para que su cuerpo pueda funcionar adecuadamente y se pueda mejorar o revertir una condición de impotencia sexual hace falta devolverle la salud. Algunos hombres hemos maltratado nuestros cuerpos al punto en el que se ha creado un ambiente demasiado tóxico dentro del cuerpo. Esta es una causa de impotencia sexual.

Veamos algunos de estos factores.

Según el doctor Stephen Jones, en su libro *Overcoming Impotence,* el hábito de fumar es un asesino principal de la potencia sexual en el hombre. Jones explica este doctor que prácticamente todos los médicos saben que la nicotina del cigarrillo endurece las arterias. El endurecimiento de las arterias, llamado arteriosclerosis, daña el tejido del endotelio que produce el óxido nítrico que a su vez produce la erección. La nicotina es un tóxico que envenena las células y produce impotencia sexual.

Un estudio clínico reciente del New England Research Institute de Massachusetts encontró que los hombres que eran fumadores padecían considerablemente más impotencia que los no fumadores. Se descubrió que, muy en especial para los hombres que padecían del corazón, el fumar aumentaba el porciento de impotencia de 21% en el grupo de los no fumadores a 56% en los que eran fumadores.

Nunca olvido la experiencia que tuve cuando joven en una ocasión en que visité la finca agrícola que mi padre tenía para entretenerse. En esa finca había sembradíos de distintos frutos y también había un señor bien mayor, un mayordomo como de 90 años de edad, que cuidaba de la finca. Una mañana llegué por encomienda de mi padre a pagarle la nómina y observé que habían puesto algo oscuro por todo el borde de la parte de abajo de la verja enorme que protegía los sembradíos. Me acerqué a ver qué cosa era y observé unas hojas oscuras que estaban cubiertas de miles de insectos que estaban obviamente muertos. Le pregunté al mayordomo que cosa eran esas hojas y esos miles de insectos muertos. Me explicó que había recogido unas hojas de tabaco de la finca y que las había amontonado y luego amortiguado en la parte de debajo de la verja para así poder matar a todas las sabandijas e insectos que atacaban los frutos del sembradío. Fue así que me enteré que la savia de la hoja del tabaco, al ser amortiguada dejaba salir la nicotina del tabaco, y que cualquier insecto que tocara la nicotina con sus patitas al pasar por encima de las hojas de tabaco quedaba muerto por envenenamiento al instante. Sí, la nicotina es un tóxico.

Otro factor que crea un exceso de tóxicos es la infección del cuerpo con el hongo llamado *candida albicans*. Es un problema mucho más común que lo generalmente aceptado. Resulta que dentro del cuerpo de todos los humanos viven distintos organismos que son habitantes naturales de nuestro cuerpo. Son organismos como bacterias, virus, parásitos y hongos. Todo el mundo los tiene en su cuerpo, sin excepción.

El hongo *candida* es un integrante natural de la flora intestinal y también de la flora vaginal en el caso de las mujeres. Este hongo es uno de los causantes principales del llamado "metabolismo lento" que está causando a su vez una epidemia de obesidad.

Bajo condiciones normales el hongo *candida albicans* no es un problema para el cuerpo humano. El problema se origina cuando este hongo crece de forma desmedida en el intestino y se propaga a través de la sangre invadiendo al resto del cuerpo y creando lo que llamamos una "infección sistémica". Este hongo es un organismo parasítico que es oportunista y que tiene una capacidad de adaptación excepcional. Según los expertos en este hongo, como el doctor William Crook, cuando nacemos, el hongo *candida* nunca ocupa más de un 10% de nuestra flora intestinal. Pero si luego se encuentra en un ambiente que le favorece, el hongo *candida* habrá de invadir al cuerpo de forma muy agresiva e imparable. Cuando hay una infección severa el hongo *candida* puede llegar a ocupar el 50% o más de la flora intestinal y en ese momento se convierte en una amenaza para el cuerpo.

El hongo *candida albicans* es un parásito oportunista que aprovecha que nuestro sistema inmune esté débil para reproducirse y atacarnos. Cuando una persona ha estado enferma y ha estado consumiendo medicamentos antibióticos es cuando más la ataca debido a que los antibióticos matan a todas las bacterias del cuerpo, incluyendo a nuestra flora intestinal que está compuesta de bacterias buenas que combaten al hongo *candida*. Los medicamentos como *cortisona* que reducen el sistema inmune del cuerpo permiten que el hongo se reproduzca a una velocidad acelerada e invada al cuerpo. Por otro lado los hombres que padecen de la tiroides tienen un sistema inmune (sistema de defensa) deprimido y eso permite que el hongo *candida* también tome ventaja e invada el cuerpo.

El problema es que, según los investigadores en este tema, el hongo *candida* produce 78 tóxicos distintos que poco a poco van envenenando al cuerpo. Uno de los tóxicos que produce este hongo es la llamada *formalina* que es el químico que se utiliza para embalsamar los cadáveres. La *formalina* es un líquido abrasivo que irrita los tejidos del cuerpo.

Los hombres que acostumbran a ingerir una dieta alta en carbohidratos refinados (pan, harina, pizza, pasta, arroz, papa, azúcar, alcohol, etc.) le crean un ambiente demasiado favorable al hongo *candida* y eso fuerza al hongo a crecer de forma desmedida. Los carbohidratos refinados alimentan a este parásito pero nada lo hace crecer más rápido que el azúcar y el alcohol. Entre otros, los bebedores habituales de cerveza están súper infectados de este hongo.

Las manifestaciones principales de una infección con el hongo *candida* lo son el picor en la piel (que generalmente se siente mucho más de noche que de día), los gases estomacales o intestinales (producidos por la fermentación del hongo), la sinusitis y las infecciones de hongos en los dedos de los pies y entre las piernas. El picor en la piel siempre molesta más de noche que de día debido a que el hongo crece por la noche y duerme por el día. Se puede sentir este picor en la piel, muy en especial después de ducharse.

Los hombres diabéticos están repletos del hongo *candida* porque el cuerpo de un diabético es como si fuera "el paraíso de un hongo" debido a sus constantes altos niveles de glucosa (azúcar de la sangre). Mientras haya suficiente glucosa el hongo *candida* tendrá una abundancia de alimento para su reproducción.

El hongo *candida* se alimenta a través de un proceso de fermentación. Cuando existe un exceso del hongo *candida,* el cuerpo se convierte en un barril de tóxicos y se afecta tanto la producción de *testosterona* de los testículos como la producción del óxido nítrico que permite una erección saludable.

Cuando la infección es severa, a la cual los médicos llaman una *"candidiasis"*, el cuerpo del hombre responde al estrés creado por la infección produciendo un exceso de la hormona *cortisol* que es la hormona del estrés y la cual, entre otras cosas, acumula grasa, especialmente en el abdomen, y además puede causar insomnio.

La mayoría de los médicos no le hacen mucho caso a las infecciones con el hongo *candida albicans* porque consideran que como todo el mundo lo tiene en su cuerpo no debe ser muy dañino. Se equivocan.

Llevo más de 10 años tratando las infecciones de *candida* en los miembros del sistema Natural Slim™ y estoy acostumbrado a ver "milagros" cuando alguien hace una limpieza del hongo *candida*. Después de la limpieza del hongo *candida* muchas veces al hombre se le reduce hasta la inflamación de la próstata. Lo más notable después de una limpieza del hongo *candida* es que a aquellos hombres que tenían dificultad para bajar de peso se les hace fácil adelgazar después de reducir este hongo en el cuerpo. Para el hombre que está sobrepeso y teniendo problemas de impotencia es casi imposible el recuperar su sexualidad a menos que logre bajar de peso. La limpieza de *candida* abre las puertas a una mejoría en el metabolismo que le permita adelgazar para recuperar su sexualidad.

Por otro lado, limpiar el hongo *candida* reduce de forma dramática el nivel de tóxicos en el cuerpo lo cual resulta en un nivel acrecentado de energía y salud que se puede canalizar a través de la expresión sexual. Cuando existe mucho hongo *candida* en el cuerpo usted se siente cansado y sin energía, lo cual definitivamente es un estado de ánimo que no contribuye a la expresión sexual.

Si usted se identifica con este tema hay varias cosas que puede hacer:

1. Haga una Dieta 3x1™ como se explica con más detalles en el libro *El Poder del Metabolismo* o en este libro.

2. Haga una limpieza del hongo *candida albicans* con un programa como CANDISEPTIC KIT™.

3. Utilice un complejo de vitaminas potente como METABOLIC VITAMINS™ u otro similar que contenga por lo menos 50 miligramos de cada una de las vitaminas del complejo B para ayudar a su cuerpo combatir la infección.

4. Elimine las azúcares de su dieta, elimine los refrescos carbonatados que son ácidos y tómese cada día la cantidad de agua que su cuerpo requiere.

DEFICIENCIAS DE VITAMINAS O MINERALES

El cuerpo humano es un organismo de diseño perfecto. Pero como toda máquina perfecta necesita ciertas piezas o compuestos que son esenciales para su buen funcionamiento.

Dentro del cuerpo existen más de 500 enzimas y docenas de distintas hormonas que con su acción conjunta logran un estado de equilibrio y salud. Cuando una de estas enzimas o una de estas hormonas no se puede producir el sistema completo se descalabra.

A muchos hombres les han enseñado a pensar que con una buena nutrición no les haría falta el tomar a diario un suplemento de vitaminas y minerales. Hay un dato curioso sobre esto. En una encuesta reciente que se hizo a 1,200 doctores se descubrió que el 72% de ellos nunca recomendaba vitaminas y minerales a sus pacientes porque no las creían necesarias. Sin embargo, entre estos mismos 1,200 doctores también se descubrió que el 68% de ellos utiliza suplementos de vitaminas y minerales en su carácter personal. Al cuestionarles sobre esta discrepancia entre lo que recomiendan y lo que practican para ellos mismos se descubrió que muchos de ellos consumían las vitaminas y minerales "por si acaso es verdad lo que dicen sobre ellas".

En los más de 10 años que llevo ayudando a las personas a mejorar el metabolismo y adelgazar he observado que los hombres que adquieren el hábito de suplementarse con vitaminas y minerales a diario tienen mucha más energía y se les hace muchísimo más fácil el mantener un peso adecuado.

Para evitar o combatir la impotencia sexual es esencial proveerle al cuerpo TODOS los compuestos (vitaminas y minerales) que necesita para poder producir sus hormonas y enzimas. Por ejemplo, la cantidad diaria del mineral zinc que necesitan los testículos para poder producir la *testosterona* es tan pequeña que se puede acomodar en la cabeza de un alfiler. Sin embargo, si al cuerpo le falta esa cantidad minúscula de zinc simplemente no producirá la *testosterona* que necesita y eventualmente sobrevendrá la impotencia sexual.

Lo mismo pasa con los otros nutrientes del cuerpo. Si se toma en consideración el hecho de que la edad nos reduce gradualmente la producción de las distintas hormonas, añadámosle ahora una deficiencia que agrave la situación y veremos cómo contribuimos a una impotencia sexual.

Hay varios nutrientes esenciales que el cuerpo necesita en cantidades infinitamente pequeñas pero que tienen el potencial de sabotear la producción hormonal y enzimática del cuerpo de un hombre si le faltan. Utilizar un complejo de vitaminas y minerales que sea de verdadera potencia es esencial porque lo último que necesitamos es que la deficiencia de una cantidad minúscula de algún nutriente nos haga fracasar.

EL ESTRÉS DESTRUYE LA SEXUALIDAD

No se puede separar al cuerpo de la mente y las emociones. La impotencia sexual muchas veces es causada por un exceso de estrés.

El estrés se puede dividir en dos variedades: interno al cuerpo y externo o emocional. El estrés interno es el estrés que ocasionan los factores que internamente perjudican al cuerpo como los tóxicos, la falta de hidratación, la dieta incorrecta, la falta de sueño, el agotamiento físico, un cuerpo demasiado ácido, infección con el hongo *candida*, la obesidad, la diabetes y las deficiencias de vitaminas o minerales.

En los capítulos anteriores he explicado algunas de las fuentes del estrés interno y sus posibles soluciones. Hablemos ahora sobre el estrés emocional que definitivamente es una causa principal de la impotencia sexual en el hombre.

Muchos hombres han observado que cuando van de vacaciones con sus esposas se acrecienta la actividad sexual. Esto es así porque cuando nos separamos del ambiente cargado y a veces hostil que nos rodea los niveles de la hormona del estrés, *cortisol*, se reducen y muchas veces nos regresa el interés y la habilidad sexual.

El estrés emocional causado por los problemas del trabajo y por las presiones económicas es un factor que puede llegar a destruir la sexualidad de un hombre. Cuando la vida se ha vuelto un campo de batalla y se ha perdido la privacidad y la tranquilidad, la sexualidad se extingue.

Es interesante el hecho de que generalmente no notamos la pérdida gradual del interés en la actividad o en la capacidad sexual porque estamos demasiado ocupados con nuestras otras obligaciones y preocupaciones. Luego llega un día en el que descubrimos que lo que pensábamos que era nuestro "derecho" a la sexualidad masculina en realidad sólo era un "privilegio" que inadvertidamente dejamos pasar.

Un cambio de ambiente, un reenfoque de las prioridades, un reajuste en la rutina diaria y semanal de la pareja puede traer un alivio que devuelva el interés y el pleno disfrute de la sexualidad.

Algunos de nosotros vivimos una vida tan llena de estrés que en realidad ya no nos damos ni cuenta de que vivimos rodeados de situaciones estresantes. Si uno vive constantemente rodeado de estrés, llega el momento en que a uno le parece que ese es el estado "normal" y deja de darse cuenta de que el estrés le está afectando. Una forma segura de saber si el estrés está causando estragos en nuestro cuerpo es observando la calidad de nuestro sueño.

Se ha descubierto que nuestro cuerpo produce la hormona *cortisol* en respuesta a las condiciones de estrés. Como el *cortisol* es una hormona de "alerta", cuando experimentamos estrés, se nos afecta el sueño y podemos empezar a experimentar insomnio o dificultad para conciliar el sueño. Los niveles altos de *cortisol* en la sangre no le permiten a una persona el disfrutar de un sueño reparador. Si no está durmiendo bien revise las situaciones estresantes que está experimentando durante el día. Si tiene problemas con su capacidad para dormir placenteramente también tendrá problemas con su sexualidad por la misma razón.

Lo que sea de origen físico como las deficiencias de *testosterona* o la falta de producción de oxido nítrico, según mi propia experiencia, muchas veces se podrá resolver con la ayuda de suplementos naturales, buena nutrición, hidratación adecuada y la adopción de un nuevo "estilo de vida". Lo que sea de origen emocional o externo se puede resolver o mejorar haciendo lo siguiente:

1. Un aumento sustancial de la comunicación positiva con la pareja. Nada de críticas, concentrarse estrictamente en lo bueno que existe.

2. Un cambio en la rutina de la pareja (diversiones, pasatiempos en común, etc.) y más privacidad como pareja.

3. Utilizar un suplemento natural como STRESS DEFENDER ANGEL™ para reducir los niveles de *cortisol* y controlar los efectos nocivos del estrés.

Recuperando la Sexualidad

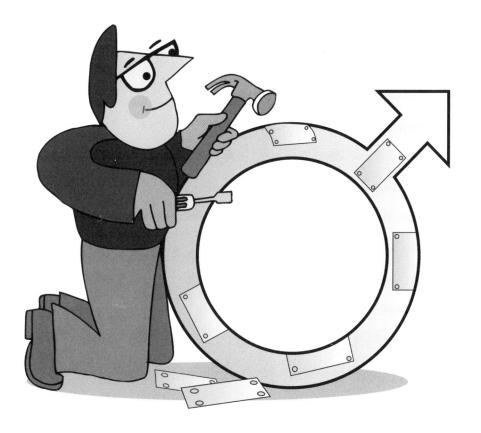

LA DIETA CORRECTA

Obviamente, y como se ha explicado, hay distintos factores que, combinados entre sí, pueden producir una impotencia sexual en el hombre. La impotencia sexual es lo que los médicos llaman un problema "multifactorial".

En mi caso específico la dieta no era uno de los factores causantes de impotencia sexual porque hace ya más de 15 años que controlo mi peso de forma adecuada. Mi trabajo es ayudar a las personas a adelgazar con el sistema Natural Slim™ y eso mismo me ha hecho adoptar una dieta saludable, que más que una dieta, es un "estilo de vida". Sin embargo, constantemente, y a través de más de 10 años, hemos recibido testimonios de los hombres que adelgazan, de que muchos de ellos recobran o mejoran su potencia sexual. En el caso de los hombres diabéticos los efectos positivos de utilizar una dieta apropiada son aún más notables en su capacidad sexual que en los hombres que simplemente están obesos. Pero no hay duda de que la dieta de un hombre es un factor de importancia en su capacidad sexual. El dicho popular de que "somos lo que comemos" tiene una base en la realidad.

Si su sexualidad ya se ha visto afectada, o usted nota que está en deterioro, le invito a que mejore su dieta para que tenga una verdadera oportunidad de recobrarla. Aunque este libro, *El Derecho a la Sexualidad Masculina,* no es un libro de dieta ni se enfoca en mejorar el metabolismo como mi libro *El Poder del*

Metabolismo, quiero ofrecerle la alternativa de una dieta fácil de hacer que le pueda ayudar.

Como explicaba anteriormente sobre la *testosterona,* que es la hormona que regula la sexualidad masculina, parte del problema es que la grasa del cuerpo produce la enzima llamada *aromatase* y esta enzima convierte a la *testosterona* en *estrógeno.* El *estrógeno* a su vez suprime a la *testosterona* y así reduce la capacidad sexual del hombre. Mientras más grasa tenga su cuerpo mayor cantidad de su *testosterona* será secuestrada para ser convertida en *estrógeno.* En efecto el exceso de grasa corporal crea un problema de tipo hormonal que le roba la masculinidad al hombre. Por eso es importante que un hombre reduzca la grasa de su cuerpo para que pueda disfrutar de su sexualidad.

Los efectos feminizantes [1] del *estrógeno* son bastante notables en los hombres obesos o inclusive en los niños obesos donde se le desarrollan unos senos que pueden llegar a ser bastante pronunciados. Para poder tener suficiente *testosterona* disponible es vital que se reduzcan los niveles de *estrógeno* en el cuerpo de un hombre.

Hay varios factores relacionados a la dieta que impactan al sistema hormonal masculino de forma negativa. Uno de ellos es el uso de los alimentos a base de soya, ya que la proteína de soya contiene sustancias llamadas "isoflavonas" que tienen una estructura molecular casi idéntica al *estrógeno* y que debido a eso tienen efectos parecidos al *estrógeno* en el cuerpo de un

---

[1] Que traen características femeninas al cuerpo de un hombre.

hombre. Fíjese también que la soya se utiliza para fabricar suplementos naturales que las mujeres utilizan para aumentar sus niveles de *estrógeno* cuando están entrando al periodo de la menopausia. Para un hombre cuya sexualidad se ha visto deteriorada los alimentos a base de soya no son recomendables.

También inciden otros factores como el consumo del jugo de toronja. Resulta que el jugo de toronja contiene una enzima natural que evita que el hígado del hombre pueda eliminar el *estrógeno* y de esa manera permite que la disponibilidad del *estrógeno* pueda llegar a dominar sobre la *testosterona* de un hombre. Hace poco un grupo de científicos de la Universidades de California del Sur y de Hawaii descubrieron que el jugo de toronja inhibe al hígado en su función de desactivar y eliminar al *estrógeno* del cuerpo. Estos científicos recomendaron que las mujeres evitaran el uso habitual del jugo de toronja ya que les podría aumentar la incidencia de cáncer en los senos debido a los aumentos en los niveles de *estrógeno*.

Por otro lado las bebidas alcohólicas tienen el efecto de robarle al cuerpo el mineral *zinc* que es el que el cuerpo utiliza para desactivar a la enzima *aromatase* que convierte a la *testosterona* en *estrógeno*. Como mencionaba en el capítulo sobre el alcohol, una copita de vino tinto a diario pudiera inclusive ayudar a promover la sexualidad masculina por su efecto antioxidante. Pero, el uso excesivo del alcohol definitivamente le robará su sexualidad.

Después de más de 10 años trabajando con personas sobrepeso y con diabéticos le puedo decir que uno de los problemas principales de nuestra dieta típica es el <u>consumo excesivo de carbohidratos refinados</u>. Los carbohidratos refinados son alimentos como el pan, la pizza, las harinas, las pastas, el arroz, el azúcar, los refrescos azucarados y los dulces.

Para el que no sabe tal parecería que la gente está sobrepeso debido a los excesos en su consumo de grasas. Sin embargo las estadísticas nacionales (Estudio Federal NHANES, años 2000-2004) reflejan que aunque el consumo de las grasas se ha reducido en un 19% la obesidad ha aumentado en más de un 30% en los últimos 20 años. Los alimentos clasificados como "fat free", "low fat" y "light" cada vez se venden más y sin embargo la obesidad continúa en aumento. En efecto, la gente está comiendo menos grasa y sin embargo están acumulando cada vez más grasa en su cuerpo. La causa de este aumento en la obesidad es obviamente el consumo desenfrenado de los carbohidratos refinados.

En el sistema Natural Slim™ nunca he recomendado el "contar calorías" porque he visto que es algo que no produce resultados permanentes. En mi opinión las dietas de "contar calorías" tienden a causar una reducción en el metabolismo porque obligan a la glándula tiroides a reducir el ritmo del metabolismo y eso, eventualmente, resulta en un "metabolismo lento" que causa el famoso "rebote" donde la persona recupera el peso que perdió en la dieta más algunas libras adicionales de peso. Para mí el hecho de que la gran mayoría de la población, como un 65% de las personas, está sobrepeso es indicativo de que el "contar calorías" no funciona porque "contar calorías" es precisamente lo que la gente ha venido haciendo hasta ahora sin éxito. Prácticamente todas las personas que se han puesto a dieta en algún momento han tratado de reducir las calorías y sin embargo la lucha contra la obesidad se sigue perdiendo.

Lo que determina la capacidad de "quemar grasa" del cuerpo humano, o sea de adelgazar, es el METABOLISMO. Mi libro *El Poder del Metabolismo* trata sobre este tema de forma extensa pero en este libro, en el que nos enfocamos en la sexualidad masculina, me interesa hacerle unas recomendaciones prácticas que usted pueda aplicar de inmediato.

Para reducir la grasa del cuerpo recomiendo una dieta baja en carbohidratos refinados que esté principalmente compuesta de carnes blancas (pollo, pavo, pescado) y carbohidratos naturales (vegetales, ensalada). Los alimentos como huevos (no es verdad que suben el colesterol, vea *El Poder del Metabolismo)*, quesos (idealmente bajos en grasa), nueces y almendras son muy recomendables para una dieta como la Dieta 2x1™ o la Dieta 3x1™.

Para explicarlo de forma sencilla, a la hora de adelgazar lo que usted quiere es <u>reducir la producción de insulina</u> de su cuerpo. Cuando consumimos cualquier tipo de alimento (proteínas, carbohidratos o grasas) el cuerpo produce la hormona *insulina* en nuestro páncreas. Esta hormona *insulina* es la que logra que los alimentos ingeridos sean convertidos en grasa corporal. El sobrepeso y la obesidad son condiciones que se producen por lo que los médicos llaman "hiperinsulinemia[1]". Esa es la forma más sencilla de explicar las causas de la obesidad.

Si usted quisiera una explicación más detallada sobre los efectos de los excesos de *insulina* puede hacer referencia a mi libro *El Poder del Metabolismo*. Pero, para efectos de este libro, y para que usted pueda empezar a reducir la grasa corporal, basta con saber que en la Dieta 3x1™ que le recomiendo a los hombres que desean adelgazar, lo único que hay que saber es que existen sólo 2 tipos de alimentos: los alimentos que llamo tipo "A", porque son alimentos que adelgazan, y los alimentos tipo "E" que son alimentos que engordan.

La diferencia principal es que los alimentos tipo "A" causan que el cuerpo produzca POCA INSULINA y los alimentos tipo "E" obligan al cuerpo a producir MUCHA INSULINA, lo cual le obligará a crear más grasa. La *insulina* es la hormona que permite que el cuerpo acumule grasa. El hecho científico es que no se puede engordar sin la *insulina*. Por lo tanto, a la hora de adelgazar, lo que hace falta es consumir más cantidad de los alimentos que producen poca *insulina* y menos cantidad de los alimentos que nos engordan, que son los que producen mucha *insulina*.

Con la Dieta 3x1™ cualquier hombre puede rápidamente reducir la grasa de su cuerpo para así reducir el *estrógeno* y aumentar la *testosterona*. También los hombres diabéticos logran reducir

---

[1] Niveles demasiado elevados de *insulina*.

dramáticamente los niveles de glucosa en su sangre, pierden peso y además controlan su diabetes junto con el daño que esa condición le puede causar a su capacidad sexual.

Los resultados positivos de la Dieta 3x1™ los he visto en miles de hombres a través de estos últimos 10 años. Inclusive hace poco en Natural Slim™ conducimos un estudio, médicamente supervisado, en el cual participaron 25 diabéticos que estuvieron utilizando la Dieta 3x1™ por 13 semanas. Los resultados de este estudio, que pronto se publicarán en un nuevo libro, *Diabetes Sin Problemas*, fueron impresionantes. Los 25 diabéticos del estudio, sin excepción, perdieron peso, pudieron reducir o eliminar varios de sus medicamentos para la diabetes e inclusive 4 de ellos que usaban inyecciones de *insulina* tuvieron que dejar de inyectarse *insulina* por recomendación de sus propios médicos. Más interesante aún, durante el estudio con los diabéticos vimos que 2 de los hombres diabéticos que habían reportado impotencia sexual al comienzo del estudio habían recobrado su potencia sexual en sólo 13 semanas.

La Dieta 3x1™ realmente es una dieta que le permite bajar de peso mientras come de todo. En esta dieta nada está prohibido. La clave es consumir más cantidad de los alimentos tipo "A" que le adelgazan y menos cantidad de los alimentos tipo "E" que le engordan. La dieta se llama "Dieta 3x1™" porque en efecto usted consume 3 porciones de alimentos tipo "A" por cada porción de alimento tipo "E" que vaya a consumir.

Tome en consideración que para adelgazar siempre preferimos los alimentos que estén en su estado natural como los vegetales y las ensaladas a los cuales llamamos "carbohidratos naturales". Los que deseamos reducir son los "carbohidratos refinados" como pan, harina, pizza, pasta, cereales, arroz, papa, almidones (yuca, yautía, etc.), jugos de frutas y azúcar que son los alimentos tipo "E" que nos engordan.

No recomendamos el uso de alimentos excesivamente grasosos como la carne de cerdo frita cuando un hombre desea recobrar su sexualidad. Eso tampoco quiere decir que la carne de cerdo frita esté prohibida, todo es cuestión de cantidades. Una carne frita de cerdo, si se consume una o dos veces al mes, no pudiera tener un efecto demasiado dañino si usted se cuida de no combinarla con otros alimentos tipo "E" de los que producen mucha insulina. Si va a consumir algún alimento con grasa, como el queso, la clave es ingerir muy poca cantidad de los alimentos tipo "E" que producen la *insulina* que permitirá que la grasa que contiene el queso se una con la grasa de su cuerpo. Sin *insulina* no se puede engordar.

Por otro lado en la Dieta 3x1™ recomendamos el uso de aceites naturales, como el aceite de oliva, como aderezo a sus ensaladas. Inclusive la mantequilla de vaca, aunque es una grasa saturada, es preferible a la margarina la cual se elabora usando violentos procesos de manufactura que crean en la margarina una alta proporción de los llamados "ácidos transgrasos" que son dañinos porque aumentan los niveles del colesterol en el cuerpo de un hombre.

Las carnes favoritas en la Dieta 3x1™ son las carnes blancas como pollo, pavo, pescado y los mariscos. La carne roja se puede utilizar sin problemas pero debería ser preferiblemente horneada o a la parrilla en cortes bajos en grasa.

Para utilizar la Dieta 3x1™ observe esta tabla y los ejemplos de combinaciones que la prosiguen:

CLASES DE ALIMENTOS	EJEMPLOS:	EFECTO EN EL CUERPO	TIPO
Alimentos que producen POCA reacción de INSULINA en el cuerpo	Carnes, pollo, pavo, pescado, mariscos, quesos, huevos, vegetales, jugos de vegetales, ensalada, almendras, nueces	ADELGAZAN	A
Alimentos que producen MUCHA reacción de INSULINA en el cuerpo	Pan, pasta, harina, arroz, plátano, papa, tubérculos[†], cereales, azúcar, dulces, chocolates, leche, jugos de frutas, refrescos azucarados	ENGORDAN	E

Recuerde que nada está prohibido. Usted puede bajar de peso "comiendo de todo" pero asegurándose de que la proporción entre los alimentos tipo "A" siempre sea una proporción de 3 a 1 contra los alimentos tipo "E" que producen la *insulina* que le hace engordar.

En realidad los carbohidratos refinados, tipo "E", se convierten en glucosa y la glucosa luego se convierte en grasa cuando la *insulina* actúa sobre ella. El consumo excesivo de los carbohidratos refinados, que son los alimentos tipo "E", produce un exceso de glucosa que al hombre que no es diabético le engorda, le aumenta los niveles de *estrógeno* y le reduce la capacidad sexual. Por otro lado, el exceso de alimentos tipo "E" (carbohidratos refinados) además de engordarle le descontrola la diabetes y es causante de impotencia sexual en el hombre que es diabético.

La secuencia de la creación de la grasa es algo así:

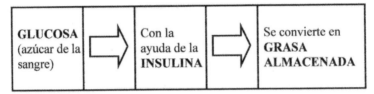

La Dieta 3x1™ le ayudará a reducir los niveles de grasa de su cuerpo y eso a su vez le permitirá que haya más *testosterona* y menos *estrógeno* en su cuerpo. Hemos visto que esta dieta, aunque no es una dieta baja en grasas, <u>siempre reduce los niveles de colesterol y de triglicéridos de las personas que la utilizan.</u> Contrario a lo que comúnmente se piensa, tanto el colesterol como los triglicéridos son creados por el consumo excesivo de carbohidratos refinados. Si desea más información al respecto refiérase a mi libro *El Poder del Metabolismo* donde se explican estos dos temas con más detalles.

Sepa también que existe una condición llamada "obesidad metabólica" donde una persona delgada sufre de las mismas condiciones deficientes de salud que afectan a una persona obesa pero sin que su cuerpo acumule un exceso de grasa. O sea, es un tipo de obesidad que <u>no se refleja en una acumulación de grasa</u> pero que sí se refleja en los otros parámetros como alta presión, altos triglicéridos y alto colesterol. Son "flacos" que tienen cuerpos delgados pero que internamente su cuerpo va sufriendo los mismos estragos que el cuerpo de una persona obesa ya que, inclusive, se acelera el endurecimiento de las arterias llamado arteriosclerosis. Por alguna razón de tipo hormonal o genética el cuerpo de estos "flacos" no crea un exceso de grasa, pero sí acumula daños internos al sistema cardiovascular, que resultan en impotencia sexual.

Veamos algunas combinaciones que usted pudiera hacer en su plato al llevar la Dieta 3x1™:

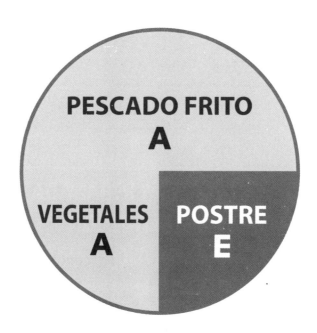

PESCADO, VEGETALES Y POSTRE

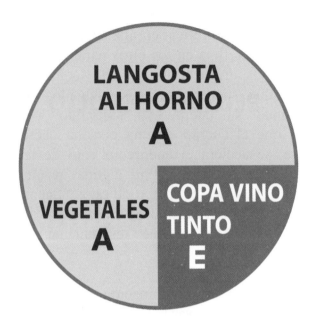

LANGOSTA, VEGETALES Y VINO TINTO

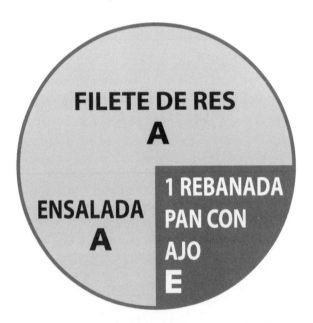

FILETE DE RES, ENSALADA Y PAN

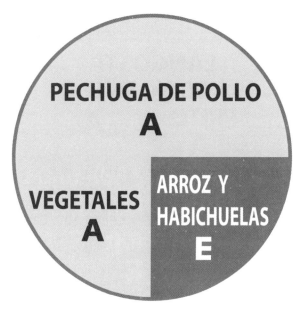

POLLO, VEGETALES Y ARROZ CON HABICHUELAS

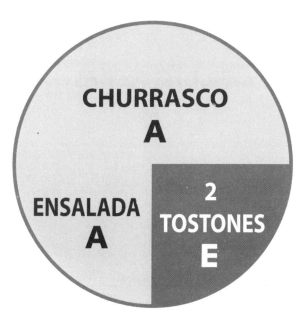

CHURRASCO, ENSALADA Y TOSTONES

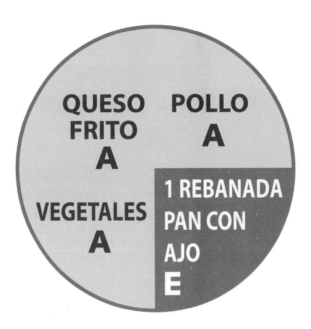

QUESO FRITO, POLLO, VEGETALES y PAN

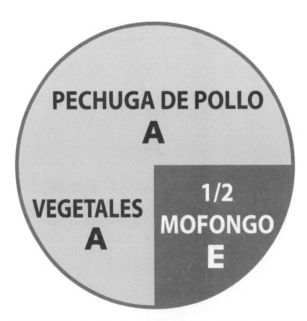

PECHUGA DE POLLO, VEGETALES Y MOFONGO

Mi experiencia ha sido que la Dieta 3x1™, si se acompaña con una buena hidratación (la cantidad de agua requerida en base al peso de su cuerpo), produce resultados excepcionales. Con esta dieta usted reduce la grasa de su cuerpo, aumenta su nivel de energía, elimina totalmente el hambre e inclusive resuelve los problemas de acidez estomacal que pueda experimentar.

Algo importante también es que para efectos de recobrar su potencia sexual mientras menos grasa usted consuma mejor. Hay estudios que reflejan una relación directa entre el alto consumo de grasa saturada, como la de la carne de cerdo, y los problemas con la próstata. Hace lógica pensar que aquello que afecte la próstata, que es parte esencial de su sistema sexual masculino, también le afectará su potencia sexual.

Para los hombres diabéticos, la Dieta 3x1™ es una forma efectiva de reducir los niveles de glucosa, además de lograr adelgazar. Le puede devolver o mejorar grandemente su capacidad sexual.

Si quiere mejorar su sexualidad debe reducir la grasa de su cuerpo y si es diabético tiene que reducir los niveles de glucosa a como dé lugar. En este tema de la sexualidad masculina definitivamente "no hay milagros", usted obtendrá los resultados que usted mismo esté creando. La dieta que utilice es un punto vital.

LA COMUNICACIÓN CON LA PAREJA

Hay que reconocer que las dificultades con la sexualidad masculina tienen también un origen en los factores emocionales y afectivos. No toda la problemática de la impotencia sexual se le puede atribuir a los factores físicos como falta de *testosterona*, deficiencias de óxido nítrico, dieta o falta de hidratación. Es un problema que puede tener varios factores causantes y uno de los más importantes es el factor emocional. Es por eso mismo que el estrés excesivo puede causar impotencia.

Cuando experimenté el shock inicial de mi impotencia sexual me lancé a la búsqueda de las causas y de las posibles soluciones. La vida me ha enseñado que la única forma de resolver un problema es APRENDER MÁS SOBRE EL MISMO. Mientras más uno entienda sobre las posibles causas y sobre las posibles soluciones mejores oportunidades uno tendrá de resolver el problema. Unos meses después había reganado mi sexualidad pero me di cuenta de que para poder funcionar sexualmente ahora tenía que estar más pendiente de la comunicación y de los factores emocionales. O sea, aunque había resuelto el problema de la impotencia sexual porque podía funcionar, ahora parecía estar mucho más sensible a los factores emocionales y al estrés. Eso me hizo darme cuenta de que tenía que mejorar la calidad de la comunicación con mi pareja.

Hice una pequeña encuesta entre mis amigos más cercanos y encontré que todos ellos, de una forma u otra, estaban también experimentando problemas periódicos con su sexualidad.

Descubrí que la opinión general entre los otros hombres y la mía propia era que no era recomendable discutir el problema de la posible impotencia con la pareja en los momentos antes de un encuentro sexual. Discutirlo en ese momento ponía una presión indebida tanto en la mujer como en el hombre que ahora sentía "miedo a fallar". O sea, que cada tema tiene su momento adecuado para dialogarse. Sí era productivo discutirlo cuando no se estaba contemplando un encuentro sexual cercano porque entonces era una forma de descargar las emociones pero no tenía el efecto de poner una presión inmediata en la ejecución. Por lo tanto, como política firme decidí jamás mencionar el tema justo antes de un momento sublime. Dejé el tema de mi progreso o de mis dificultades en el área de la sexualidad para otras ocasiones donde no existía presión alguna ni la posibilidad de un "miedo a fallar".

Otra cosa que aprendí con todo esto es que hay veces en las que las palabras están de más. El aspecto del "foreplay" (las acciones estimulantes antes del acto sexual) es importantísimo porque establece el ambiente necesario. Descubrí, por lo que me comunicaron otros hombres a quién les pregunté, que la comunicación sin palabras, las caricias y el contacto táctil que precede al acto sexual, es de suma importancia tanto para el hombre como para la mujer. Un amigo me confió que había descubierto que "mientras menos se hablara" mejores resultados tenía en su desenvolvimiento sexual.

Me estaba dando una lección de lo que es el poder de la comunicación no verbal de una pareja.

Nosotros los hombres a veces olvidamos que la mujer es más mental que carnal, pero también resulta que cuando nuestra función sexual empieza a deteriorarse, nosotros también necesitamos más estímulo mental y afectivo para poder tener éxito con nuestra expresión sexual.

La comunicación con la pareja es esencial para recobrar la plena función sexual. Pero, son distintos tipos de comunicación: la verbal cuando no estamos a punto de ejecutar el acto y la no verbal que incluye el juego del "foreplay", cuando estamos en los preparativos de un encuentro.

NO ES SÓLO LA SEXUALIDAD
LO QUE PELIGRA

La impotencia sexual en el hombre podría ser una señal de advertencia de un futuro ataque al corazón. Según el especialista en cardiología, doctor Geoffrey Hackett del Hospital Good Hope, la disfunción eréctil y el riesgo de infarto al miocardio[1] que ella representa está siendo ignorada por los especialistas.

Afirma el doctor Hackett que desde hace muchos años ha estado atendiendo a pacientes de infartos cardiacos para tratarles la disfunción eréctil y que le explican que 2 o 3 años antes de sufrir el infarto ya habían desarrollado la impotencia sexual, un signo de alerta muchas veces ignorado por sus médicos de cabecera.

Se sabe que la impotencia sexual es un síntoma de daños al sistema cardiovascular. El pene es parte del sistema de venas y arterias que abarca todo nuestro cuerpo. El endurecimiento de las arterias llamado arteriosclerosis afecta a TODO el sistema cardiovascular incluyendo las arterias del pene. El tejido llamado "endotelio", que recubre las paredes de todos los vasos sanguíneos y que es el que produce el óxido nítrico que permite una erección, también es el que produce el óxido nítrico que relaja al sistema cardiovascular y así logra también reducir la presión arterial, a la que llaman "el asesino silencioso".

---

[1] El miocardio es el músculo del corazón (mio: músculo y cardio: corazón). Es el tejido muscular del corazón, músculo encargado de bombear la sangre por el sistema circulatorio.

Si el hombre que confronta una condición de impotencia sexual (disfunción eréctil) no se percata de que su impotencia es un aviso de algo peor que le puede ocurrir, no tomará más precauciones que la de conseguir una receta de VIAGRA® u otro medicamento para poder cumplir con su cometido como hombre, sin darse cuenta de que su vida está en peligro.

La impotencia sexual es un aviso. Dicen que "para el buen entendedor con pocas palabras bastan". De la misma forma que hay que tomar acción correctiva cuando se avecina un huracán, la impotencia sexual es una oportunidad de cambiar el curso hacia un estilo de vida más saludable.

SIGNOS DE RECUPERACIÓN

Al empezar a cambiar su curso de acción para mejorar la condición general de su cuerpo usted puede, al igual que yo, experimentar "altas y bajas". O sea, momentos de aparente triunfo y momentos de aparente fracaso. Dese cuenta que de la misma forma gradual en que fue perdiendo su capacidad sexual así mismo la pudiera recuperar. No se desespere, porque causará demasiado estrés emocional y entonces sí que es seguro que no lo logrará, porque el estrés es una de las causas principales de la impotencia.

Hacer la Dieta 3x1™ le ayudará a bajar de peso si es lo que usted desea y aunque sea usted delgado, le ayudará a balancear el sistema hormonal de su cuerpo para recobrar o mejorar la sexualidad. A los diabéticos y a los hombres que desean mejorar su capacidad sexual se les recomienda la Dieta 3x1™ porque utiliza una cantidad más reducida de los carbohidratos refinados (pan, harina, pizza, arroz, papa, azúcar, etc.). Para un hombre diabético poder recobrar su sexualidad, el punto esencial es REDUCIR LOS NIVELES DE GLUCOSA en la sangre. De la misma forma, para el hombre que desea mejorar su capacidad sexual, lo mismo es verdad porque no existe ninguna manera de adelgazar que no sea reduciendo la glucosa en la sangre para obligar al cuerpo a utilizar la grasa acumulada.

Si padece de insomnio o de algún otro tipo de estrés puede utilizar el suplemento STRESS DEFENDER ANGEL™ que le ayudará a controlar el estrés y a conciliar un sueño reparador.

El primer signo de recuperación será que en ocasiones podrá notar que su pene está más lleno de sangre, porque tendrá un mayor volumen aun cuando esté flácido y sin erección. Esto significa que la circulación ha mejorado y para ello es vital que usted verdaderamente se hidrate tomándose cada día la cantidad de agua que es necesaria para su cuerpo.

El segundo signo podría ser que usted observara que el pene parece tener una leve erección sin la necesidad de un estimulo sexual. Podría observar que hay un aumento notable en el diámetro del pene cuando está en descanso y esto es debido un aumento en el volumen de la sangre que le irriga internamente.

El tercer signo es que amanezca un día con una erección. Las erecciones siempre son más posibles temprano en la mañana, debido a que es temprano en la mañana en que el cuerpo del hombre produce su mayor cantidad de *testosterona*. Las erecciones mañaneras son un signo claro de una recuperación.

El suplemento natural TESTOSTERIN™ fue formulado para ayudarle en la recuperación. Pero aunque usted no desee usarlo, se pudiera recuperar o mejorar la función sexual si aplica las otras recomendaciones de dieta, hidratación, vitaminas y manejo de estrés que se recomiendan en este libro.

RESUMEN FINAL Y RECOMENDACIONES

Para mejorar o recuperar la sexualidad masculina hacen falta varias mejorías en la nutrición y en el estilo de vida. Nadie puede garantizar que usted lo logre pero sería muy valioso si lo hiciera, ya que podría recuperar la ESPONTANIEDAD y la NATURALIDAD de su sexualidad con este enfoque.

Yo lo logré, aunque no le niego que por ratos el estrés de vida parece volverme a afectar. Lo que pasa ahora es que estoy mucho más alerta y en pie de lucha por proteger mi sexualidad, porque ya me di cuenta de que mi sexualidad no es un "derecho", es un "privilegio" y deseo conservarlo.

Dice mi filósofo favorito que la felicidad es "hacer lo que uno quiere hacer cuando uno lo quiere hacer". Es una definición simple pero práctica sobre la verdadera felicidad, "hacer lo que uno quiere hacer cuando uno lo quiere hacer". La ESPONTANIEDAD de la sexualidad masculina es precisamente eso. Deseo expresar mi sexualidad y puedo disfrutar de ella sin preparativos especiales, de forma espontánea y natural.

Los elementos a considerar son:

1. La Dieta 3x1™ para reducir los niveles de glucosa y así mejorar el estado hormonal del cuerpo. Reducir la grasa excesiva del cuerpo le reducirá la producción de *estrógeno* que crea la enzima *aromatase* a partir de la grasa de su cuerpo. Si logra adelgazar estará permitiendo que la *testosterona* que produzcan sus

testículos no sea neutralizada por el *estrógeno* que produce la grasa de su cuerpo.

2. Aumentar la comunicación positiva (sin críticas) con su pareja. Lograr cambios en la rutina que sean entretenidos para ambos y que proveen nuevas oportunidades de aumentar la comunicación. Concéntrese en observar las cosas buenas que tiene su pareja y asegúrese de que se lo menciona.

3. Mejorar la hidratación del cuerpo usando la fórmula de cálculo donde se divide el peso del cuerpo en libras por el número 16 para calcular cuántos vasos de 8 onzas debería tomarse cada día. Ejemplo: si pesa 160 libras debería tomarse 10 vasos de agua al día. Saber que tomar agua o ingerir jugos o refrescos no es la misma cosa. Lo que se necesita es agua y no debe ser agua destilada (el agua destilada es ácida).

4. Hacer una limpieza del hongo *candida albicans* para reducir la acidez y el estrés interno que producen los tóxicos creados por este hongo produce.

5. Utilizar un complejo de vitaminas potente como METABOLIC VITAMINS™ u otro similar que contenga por lo menos 50 miligramos de cada una de las vitaminas del complejo B para ayudar a su cuerpo a mejorar la producción de la hormona *testosterona*.

6. Eliminar las azúcares de su dieta y también los refrescos carbonatados (incluyendo los de dieta) que son ácidos.

7. Reducir la acidez interna del cuerpo monitoreando el progreso en el pH a través de la saliva para aumentar los niveles de oxígeno y así reducir el estrés interno del cuerpo. Utilizar suplementos de potasio y magnesio para aumentar la alcalinidad del cuerpo y neutralizar los ácidos. Aumentar su consumo de vegetales y ensaladas (contienen altos niveles de magnesio y potasio). Si quiere acelerar el proceso de alcalinización pudiera añadir el uso diario de los jugos de vegetales naturales que se explican en *El Poder del Metabolismo*.

8. Buscar una reducción en los niveles de estrés con un cambio en la rutina diaria y un reenfoque de las prioridades. Considerar un régimen de ejercicio o rutina de caminar que le permita descargar el estrés de su día de trabajo.

9. Utilizar el suplemento STRESS DEFENDER ANGEL™ para reducir los niveles de respuesta hormonal al estrés de vida. También se puede utilizar para combatir el insomnio y lograr un sueño reparador.

10. Utilizar el suplemento natural TESTOSTERIN™ para ayudar al cuerpo a aumentar la producción de *testosterona* y para proveerle ingredientes que aumenten el óxido nítrico, que ayuda a producir las erecciones.

En fin, son bastantes las cosas que se pueden hacer para mejorar la sexualidad masculina. Nadie dijo que era un camino fácil. Pero le garantizo que lo peor que pudiera hacer es no hacer nada para mejorar su sexualidad.

Llevo más de 10 años viendo puros "milagros" en la gente que participa del sistema Natural Slim™ y ya no me sorprenden las mejorías que se pueden lograr cuando uno se enfoca en asumir responsabilidad por su propia condición y decide mejorar su estilo de vida. Usted podría sorprenderse de la capacidad de recuperación que tiene su cuerpo cuando lo trata bien.

La sexualidad masculina y la capacidad de expresarle el amor que le tiene a su pareja, a través de la actividad sexual, es un privilegio que se puede mejorar o recuperar. Si al aplicar estos conocimientos usted no se ve obligado a utilizar un medicamento para la impotencia sexual o a tener que planificar cada encuentro sexual, de seguro que lo disfrutará mejor. Yo opino que la naturalidad y la espontaneidad de mi sexualidad masculina son ingredientes importantes y vale la pena luchar por ellos. Por eso escribí este libro, para ayudarle a lograr una mejoría en su sexualidad masculina.

POSIBLES AYUDAS

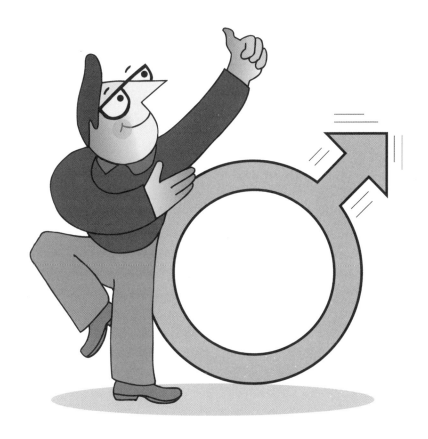

TESTOSTERIN™

La sexualidad de un hombre se puede ver afectada por varios factores de origen físico (diabetes, alta presión, obesidad, deficiencias de vitaminas, etc.) o por factores de origen emocional como el estrés o los problemas con su pareja.

TESTOSTERIN™ es un producto natural formulado para proveer apoyo al sistema hormonal y sexual del hombre. La idea es ayudar al cuerpo de un hombre a que aumente, de forma natural, las sustancias cruciales de la sexualidad masculina como lo son la hormona *testosterona* que controla el deseo sexual y el óxido nítrico que necesita el cuerpo para producir una erección adecuada.

TESTOSTERIN™ es un suplemento que contiene cantidades balanceadas de distintas sustancias naturales que de alguna forma ofrecen ayuda para mejorar la sexualidad masculina. Son sustancias que han demostrado tener efectos positivos en la sexualidad masculina como el ingrediente patentado TESTOFEN™, que se extrae de la planta llamada fenogreco, y el cual demostró, en un estudio reciente con 60 participantes, que aumenta la producción de *testosterona* hasta en un 98%. En este estudio el ingrediente TESTOFEN™ también demostró que podía acelerar significativamente la creación de musculatura en los atletas.

Este suplemento, TESTOSTERIN™, contiene además otras sustancias naturales que pueden mejorar el desempeño de la sexualidad masculina como *muira puama, maca* y *tribulus terrestis.* Algunas de estas sustancias, como *muira puama* y *maca,* se han usado por otras culturas para mejorar la sexualidad masculina por cientos de años. Otras como *tribulus terrestis* se han usado por miles de años en la medicina China y más recientemente en Europa para mejorar el rendimiento de los atletas masculinos.

TESTOSTERIN™ contiene *nettle* cuyo propósito es proteger a la hormona *testosterona* del hombre de ser secuestrada por la enzima *aromatase* para ser convertida en la hormona femenina *estrógeno.* También se incluye una dosis de *ginkgo biloba* para facilitar la circulación sanguínea al órgano sexual masculino y contribuir a una mejor erección.

Este suplemento contiene además una dosis relativamente alta del aminoácido L-Arginina que el cuerpo de un hombre utiliza para poder crear suficiente óxido nítrico y así lograr una mejor erección.

Además, la fórmula incluye el adaptógeno[1] ruso llamado *rhodiola rosea* el cual ha sido objeto de cientos de estudios científicos para evaluar sus propiedades anti-estrés, energizantes, anti-depresivas y de aumento en el libido (deseo sexual).

---

[1] Los adaptógenos son sustancias naturales que tienen propiedades que ayudan al cuerpo a adaptarse a todo tipo de situación adversa como estrés, cansancio, agotamiento o frío. Se han utilizado con éxito para aumentar el metabolismo y la energía del cuerpo, además de combatir una gran cantidad de enfermedades y condiciones como depresión, hipotiroidismo, diabetes u obesidad.

Hay varias sustancias naturales que pueden lograr cambios que mejoren la capacidad sexual en un hombre. Sin embargo, eso no significa que uno pueda de forma indiscriminada tomarse unas dosis excesivas de esas sustancias naturales, ya que muchas veces, si la cantidad ingerida es mayor que la que el cuerpo puede utilizar de forma eficiente, se causa <u>el efecto contrario</u> al deseado. Un ejemplo de esto es el adaptógeno *rhodiola rosea* del cual si se usa la dosis correcta produce un aumento de energía y una mejoría en la sexualidad. Pero si se usa una dosis excesiva entonces puede producir el efecto contrario, que es un tipo de impotencia sexual, que aunque es pasajera, es exactamente lo contrario a lo deseado. O sea, que en el tema de los suplementos naturales, aunque generalmente no existen efectos secundarios, sí existen las dosis excesivas o inclusive las dosis demasiado débiles como para producir el efecto deseado.

Como todos los suplementos naturales el efecto no es inmediato, dado que lo que se busca lograr es una mejoría de las funciones naturales del cuerpo. Dependiendo de la edad del hombre, y de los otros factores como dieta, hidratación, control de estrés y otros que se explican en este libro, los efectos de TESTOSTERIN™ se pudieran empezar a sentir en un periodo de entre 2 a 6 semanas de su uso diario. En algunos casos pudiera ser mucho más rápido y siempre habrán casos donde no se note ninguna diferencia aún después de 6 semanas de uso.

TESTOSTERIN™ <u>no es un medicamento</u> ni pretende curar nada. Es un suplemento natural desarrollado con la idea de proveer AYUDA a la sexualidad de un hombre, con ingredientes que pueden mejorar el deseo, la capacidad y el disfrute de la sexualidad saludable. Tampoco es una "pastilla milagrosa" ya que un hombre tendría muy pocas posibilidades de mejorar su sexualidad si no toma en consideración los otros factores que le restan a su capacidad sexual como el exceso de estrés de vida, la falta de una buena hidratación y otros que se explicaron anteriormente.

TESTOSTERIN™ no se recomienda para hombres que hayan tenido un cáncer en la próstata ni para hombres que ya estén experimentando una inflamación prostática. La recomendación principal para cualquier hombre, si ya ha pasado los 40 años de edad, es que visite a su médico de cabecera o a un médico urólogo por lo menos 2 veces al año para que se le revise la próstata y se le practique un examen de PSA[1].

Este suplemento natural, TESTOSTERIN™, consumió bastante tiempo de investigación en cuanto a las sustancias naturales que podían producir resultados y en cuanto a las dosis adecuadas de cada una de ellas para lograr el efecto conjunto de mejorar la sexualidad masculina. No fue formulado con la idea de usarse como suplemento "recreacional" para aquellos que sólo interesan impresionar a su pareja ni para reemplazar a los medicamentos para la impotencia como VIAGRA® y otros.

---

[1] PSA quiere decir "prostate specific antigen"y es una prueba que puede detectar una inflamación o un cáncer en la próstata.

TESTOSTERIN™ intenta ofrecer apoyo al sistema sexual del hombre para mejorar la función sexual en combinación con las otras recomendaciones de dieta y de "estilo de vida" que se hacen en este libro.

La dosis recomendada de TESTOSTERIN™ es de 6 cápsulas diarias, de las cuales se recomiendan 3 cápsulas antes del desayuno y 3 cápsulas antes del almuerzo. Se pueden ingerir las cápsulas con el estómago vacío sin dificultad porque sus ingredientes no son irritantes. Si desea reforzar la dosis con 3 cápsulas adicionales asegúrese de no consumirlas más tarde de las 6:00 p.m. ya que los ingredientes energizantes, como el adaptógeno *rhodiola rosea*, pudieran quitarle el sueño si los consume demasiado tarde en la noche.

EL "KIT DE REBAJAR" RELAXSLIM™

Para el hombre que está sobrepeso y necesita adelgazar o para el hombre diabético que necesita reducir sus niveles de glucosa lo más importante es utilizar la Dieta 3x1™ e hidratar el cuerpo con suficiente agua mientras adelgaza. Lo próximo más importante es aprender a mejorar su METABOLISMO de forma que logre adelgazar o controlar su diabetes en el menor tiempo posible. Para este propósito fue que se escribió el libro *El Poder del Metabolismo.*

Si una persona quisiera ayuda profesional para adelgazar lo mejor sería visitar las oficinas de Natural Slim™ donde a cada persona se le ofrece una evaluación y orientación gratis. Si la persona decide unirse al sistema Natural Slim™ su éxito está prácticamente garantizado ya que contará con ayuda de primera. Es muy difícil que una persona no logre adelgazar en Natural Slim™ debido a que la experiencia acumulada sobre el metabolismo después de haber atendido a más de 25,000 personas es muy valiosa. Por otro lado el seguimiento y la motivación que provee Natural Slim™ a sus miembros es de gran ayuda. Sin embargo, hay personas que no puede asistir a las oficinas de Natural Slim™ o que no pueden pagar los servicios de Natural Slim™.

Por tal razón se creó la línea de productos RelaxSlim™ que ofrece varios suplementos naturales que facilitan la recuperación del metabolismo y la pérdida de grasa del cuerpo porque ayudan al cuerpo a combatir el llamado "metabolismo lento". Al conjunto de 3 de estos suplementos especiales que ayudan a una persona a lograr su meta de adelgazar se le llama el "kit de rebajar". El "kit de rebajar" está compuesto por lo siguiente:

Las batidas de proteínas de whey (suero de leche) llamadas METABOLIC PROTEIN™, las cuales se usan para proveer un desayuno que aumente el metabolismo desde temprano en la mañana y acelerar así la pérdida de grasa. Para la persona que desea adelgazar la comida más importante del día es el desayuno. Se ha podido comprobar que las proteínas aceleran el metabolismo mientras que los carbohidratos refinados lo desaceleran. Es por esto que usted podría comprobar que los atletas y fisiculturistas utilizan proteínas como el suero de leche (whey) para comenzar su día y poder obtener un máximo rendimiento físico en el gimnasio. Si una persona pretende adelgazar empezando su día con un plato de avena (carbohidrato), una tostada de pan (carbohidrato) o un cereal (carbohidrato) simplemente no logrará adelgazar. Hay cantidad de gente que creyó en unos anuncios de televisión que le convencían de que podían adelgazar comiendo "corn flakes" (hojuelas de maíz). No se le ocurrió a nadie pensar que el maíz es lo que tradicionalmente se usa para engordar a las gallinas, los cerdos y los jueyes. Si no empieza su día con un buen desayuno que sea alto en proteínas simplemente dejará de perder peso e un corto tiempo y se desanimará. Las batidas METABOLIC PROTEIN™ le proveen ese empuje adicional de arranque que su metabolismo necesita para empezar el día y quemar la grasa del cuerpo desde temprano.

A la batida de whey se le añade una dosis diaria del producto COCO-10 PLUS™ que está compuesto de aceite de coco orgánico combinado con el suplemento japonés llamado CoQ10 que aumenta la energía de las células del cuerpo y le ayuda a adelgazar aún más rápido. El aceite de coco orgánico acelera el metabolismo y beneficia a la glándula tiroides. Para los diabéticos el COCO-10 PLUS™ es especialmente bueno por su efecto de normalizar los niveles de glucosa.

Por último el "kit de rebajar" incluye un suplemento llamado Relax Slim™ que está formulado para aumentar los niveles de energía, quemar grasa y ayudar a la función de la glándula tiroides, que es la que controla el metabolismo del cuerpo. Relax Slim™ contiene varios de los famosos adaptógenos rusos que aumentan la energía a nivel celular.

El "kit de rebajar" incluye un DVD a colores gratis que le explica a una persona sobre la Dieta 2x1™ y la Dieta 3x1™, además de enseñarle cómo utilizar los suplementos y discute los factores que afectan el metabolismo humano. Cada "kit de rebajar" contiene una copia gratuita del libro *El Poder del Metabolismo* el cual explica cuales son las bases científicas y nutricionales tanto del sistema Natural Slim™ como de su división RelaxSlim™. El DVD y el libro proveen la educación sobre el metabolismo que una persona necesita para tener éxito en su esfuerzo por adelgazar o controlar su diabetes.

METABOLIC VITAMINS™

La experiencia acumulada con las más de 25,000 personas que han recibido ayuda para adelgazar en Natural Slim™ nos ha demostrado que "en la vida no hay nada gratis". Cuando se desea mejorar el metabolismo para adelgazar es vital que se suplemente al cuerpo con vitaminas y minerales de verdadera potencia. La diferencia entre usar una fórmula de vitaminas "comerciales" como Centrum® y una fórmula potente como METABOLIC VITAMINS™ es "del cielo a la tierra". Con la ayuda de unas vitaminas potentes la persona baja de peso rápidamente y se mantiene con energía y entusiasmado mientras continúa adelgazando.

METABOLIC VITAMINS™ es una fórmula que contiene un mínimo de 50 miligramos de cada una de las vitaminas del complejo B (B1, B2, B5, B6) además de dosis altas de compuestos importantes como la vitaminas antioxidantes C y E.

Para poder mejorar la capacidad sexual en el hombre se necesita una mejor producción de *testosterona* a la vez que se produce más cantidad de óxido nítrico en el endotelio para producir las erecciones. Nada de esto es realmente posible si existe aunque sea una sola deficiencia y por eso una fórmula como METABOLIC VITAMINS™ garantiza la posibilidad de obtener buenos resultados.

Es notable que cuando una persona ingiere vitaminas y minerales potentes, como la fórmula METABOLIC VITAMINS™, se siente con más energía, duerme mejor y tiene mayor resistencia al estrés del diario vivir.

La fórmula METABOLIC VITAMINS™ está compuesta de 8 tabletas o cápsulas que están empaquetadas en una bolsita para cada día de la semana. Son vitaminas y minerales esenciales como el zinc y el selenio que no se pueden ingerir con el estómago vacío debido a que son altamente concentrados. Se utiliza una bolsita diaria pero siempre se acompaña con la batida de por la mañana o con algún otro alimento.

La diferencia en los niveles de energía se nota desde el primer día en que se utiliza la fórmula.

STRESS DEFENDER ANGEL™

El estrés es uno de los factores causantes de impotencia sexual. En mi caso en particular era definitivamente el mayor causante de mi problema con el funcionamiento sexual. El estrés acaba con la salud de una persona además de que causa un envejecimiento prematuro.

La mayoría de nosotros vivimos una vida tan ajetreada y tan llena de múltiples responsabilidades que ya no nos damos cuenta de que vivimos en un constante ambiente estresante. Las horas del día no dan y el tiempo se va volando mientras los medios noticiosos se encargan de castigarnos con un torrente interminable de malas noticias. Nos rodean obstáculos, miedos, preocupaciones, retos financieros y problemas potenciales. Estrés, estrés y más estrés. Sin embargo he visto que no se le puede preguntar a una persona si está experimentando estrés porque la mayoría de las personas con estrés ya no notan que tienen estrés, ya que sus vidas son tan constantemente estresantes que consideran al estrés como algo "natural". Algunos han perdido hasta la habilidad de relajarse.

La mejor forma de saber si el estrés está afectándole y si el estrés es un factor causante de impotencia sexual es observando dos cosas: la calidad de su sueño y la forma en que usted se siente cuando recién despierta por la mañana. El estrés excesivo obliga al cuerpo a producir la hormona *cortisol* en las glándulas adrenales. Como el *cortisol* es una hormona de "alerta" a las personas con estrés muchas veces se les hace difícil conciliar el sueño o padecen de insomnio.

El otro signo de que el estrés le está afectando demasiado es el cansancio o agotamiento que la persona con estrés siente cuando recién se despierta por la mañana. Lo que se ha descubierto es que la persona con estrés no logra un sueño reparador porque el sueño tiene distintas etapas que van desde la etapa número 1, que es el sueño más liviano, hasta la etapa número 4, que es el sueño más profundo y reparador. Las personas con exceso de estrés nunca llegan a la etapa número 4, que es la de mayor reposo y por lo tanto, se levantan sintiéndose agotados.

STRESS DEFENDER ANGEL™ es un suplemento natural que controla los efectos dañinos del estrés reduciendo la producción de *cortisol*. Se puede utilizar durante el día de modo preventivo o también de noche para lograr un sueño profundo y reparador.

EL CANDISEPTIC™ KIT

Para los hombres que tienen que adelgazar o para los hombres diabéticos es vital que se reduzcan los tóxicos y el ambiente ácido del cuerpo que crea una infección con el hongo *candida albicans.* El ambiente tóxico y ácido que crea este hongo en el cuerpo de un hombre perjudica tanto a la producción de *testosterona* como a la producción de oxido nítrico que el hombre necesita para tener una erección adecuada.

Los hombres que son bebedores habituales tienen sus cuerpos llenos del hongo *candida.* Los que están obesos están también infectados de hongos. Pero ninguno tiene más hongos que los diabéticos que, debido a sus niveles altos de glucosa, son un terreno fértil para el hongo *candida.*

Las manifestaciones más comunes de una infección con el hongo *candida* son picor en la piel (especialmente de noche), gases estomacales o intestinales, sinusitis, dolores de cabeza o un sabor a metal en la boca. No existe ni un solo ser humano que no tenga este hongo en el cuerpo por lo tanto la pregunta nunca es si ¿hay o no hay hongo en el cuerpo? La pregunta correcta es ¿cuánto hongo tiene su cuerpo? Los beneficios de reducir la colonia de hongos (nunca se puede eliminar en un 100%) son múltiples. Por un lado al matar los hongos se reduce dramáticamente la acidez del cuerpo como se puede comprobar con un probador de pH como Ph Master Tester™. Al reducir la acidez se aumenta la producción de óxido nítrico y se mejora la calidad de las erecciones. El otro beneficio es que al hombre que limpia sus hongos con el programa CANDISEPTIC™ KIT se le hace muy fácil el bajar de peso. A los hombres diabéticos que hacen este programa se les regulan muchísimo mejor los niveles de glucosa y su condición de diabetes.

El programa CANDISEPTIC™ KIT consta de 3 suplementos naturales que trabajan simultáneamente y se completa en 28 días.

SUPLEMENTOS DE
POTASIO Y MAGNESIO

EL POTASIO

Cuando usted utiliza la Dieta 3x1™ pasan ciertas cosas específicas en su cuerpo: se reducen los niveles de glucosa, su cuerpo produce menos *insulina* (la hormona que le engorda) y más *glucagona* (la hormona que le adelgaza) y su cuerpo también empieza a eliminar los excesos de grasa acumulada.

Todo esto es muy bueno porque usted se sentirá mejor y con más energía a la vez que empieza a adelgazar. Pero, la cosa no es tan simple. Cuando usted empieza a perder grasa su cuerpo se tiene que adaptar al nuevo estilo de nutrición de la Dieta 3x1™. Ese proceso de adaptación, en algunos casos, revela una deficiencia del mineral *potasio* que existía en el cuerpo lo cual usualmente se refleja como una retención de agua o hinchazón. En el cuerpo, los niveles de agua se mantienen controlados por una delicada relación de balance que existe entre la sal (sodio) y el *potasio*. La sal (sodio) retiene agua y el potasio la elimina. El mecanismo de las células que mantiene el balance se llama la "bomba de sodio-potasio". El sodio retiene el agua mientras el *potasio* la saca del cuerpo. Con la ayuda de ambos minerales el cuerpo trata de mantener el balance correcto de agua dentro y fuera de las células.

La sal (sodio) abunda en la mayoría de los alimentos ya que se utiliza como preservativo. Las comidas preparadas o enlatadas tienden a tener un alto contenido de sal. Sin embargo el *potasio* principalmente sólo se encuentra en las frutas, vegetales y ensaladas. Si usted no es del tipo de persona que acostumbra a comer mucha ensalada seguramente tendrá una deficiencia de *potasio* en el cuerpo.

El cuerpo de las personas que están sobrepeso generalmente está repleto de sal (sodio) y por lo tanto tienden a padecer de alta presión arterial. La sal retiene el agua y al retenerse mayor volumen de agua dentro del cuerpo se obliga a la presión arterial a subir. El *potasio* tiene el efecto contrario de la sal. El *potasio* funciona como un diurético natural y obliga al cuerpo a orinar el exceso de sal lo cual inclusive reduce la presión arterial.

Si nota que al hacer la Dieta 3x1™ su cuerpo retiene agua, usted necesita suplementar su dieta con *potasio* para poder extraer la sal (sodio) del cuerpo. Las cápsulas de *potasio* vienen en un tamaño de dosis de 99 miligramos cada una. La dosis que se recomienda es de dos cápsulas de 99 mg por cada 50 libras de peso de su cuerpo. Por ejemplo, si su cuerpo pesa 200 libras usted necesitaría 8 cápsulas de *potasio* al día.

Una de las señales de que su cuerpo está deficiente de *potasio* es tener calambres musculares. Los calambres musculares siempre son causados por deficiencias de *potasio*.

Para el hombre que desea mejorar o recobrar su capacidad sexual es también vital que se reduzca la acidez interna del cuerpo y que el pH de la saliva llegue a marcar en el área alcalina que empieza en un pH de 7.1

o más. Un cuerpo demasiado ácido (pH de 6.9 o menos) estará demasiado falto de oxígeno a nivel celular como para producir suficiente óxido nítrico. La deficiencia de óxido nítrico imposibilita la erección en los hombres.

Nosotros recomendamos una forma de potasio que es más absorbible para el cuerpo que las otras, se llama *potassium citrate* (citrato de potasio). La ventaja de esta forma de potasio es que, como es más absorbible para el cuerpo, trabaja más rápido y se necesita menos dosis diaria que con otros tipos de potasio.

Quizá algunos médicos pueden decirle que utilizar un suplemento de *potasio* es peligroso. Nada más lejos de la verdad. Lo que pasa es que los médicos asocian los altos niveles de *potasio* en la sangre con las condiciones catastróficas ya que cuando una persona tiene el *potasio* muy alto en la sangre ello significa que está en un grave peligro. Pero no se debe confundir los altos niveles de *potasio* en la sangre de una persona con cáncer con la necesidad de *potasio* que tienen las células del cuerpo.

Para que tenga usted una idea más clara observe que una papa asada contiene unos 600 miligramos de *potasio*, un guineo (banana) de tamaño mediano contiene como 400 miligramos y un albaricoque contiene como 1,380 miligramos de *potasio*. La necesidad diaria de *potasio* del cuerpo humano se estima en unos 3,500 miligramos. Decirle a usted que ingerir 800 miligramos de *potasio* al día es peligroso es como decirle que si se come una papa y un guineo podría fallecer. O decirle que consumir un albaricoque le costará la vida.

Por supuesto, no se recomiendan suplementos de *potasio* para una persona que tenga problemas con sus riñones ya que el *potasio* funciona como diurético (extrae agua del cuerpo) y cuando existen problemas con los riñones usted debe seguir las recomendaciones de su médico.

Usar un suplemento de *potasio* a diario ayuda a un hombre a mantener su cuerpo alcalino (lleno de oxígeno) mientras elimina los calambres y los dolores musculares que produce un cuerpo ácido que está falto de *potasio*. Mientras más alcalino esté el cuerpo de un hombre mejor sexualidad podrá disfrutar.

EL MAGNESIO

Se calcula que no existe ninguna deficiencia más severa en la población de Estados Unidos que la deficiencia del mineral *magnesio*. Los expertos estiman que alrededor del 86% de la población está deficiente de *magnesio*.

Ahora, cuando usted empiece a perder grasa del cuerpo, si resulta que usted tiene una deficiencia de *magnesio* ello se manifestará en forma de estreñimiento o en unos fuertes dolores de espalda. Fíjese que el *magnesio* es el mineral que permite que los músculos se relajen. Cuando existe una deficiencia de *magnesio* los músculos no se pueden relajar y permanecen contraídos y en tensión. El intestino es un músculo. Si no se puede relajar entonces tampoco se puede mover y eso se llama estreñimiento. Los casos de estreñimiento severo están muy relacionados a las deficiencias de *magnesio*.

Cuando se genera estreñimiento el intestino se llena de heces fecales que se descomponen y el cuerpo se torna ácido lo cual afecta la sexualidad masculina.

Cuando su cuerpo empieza a perder grasa también va perdiendo *magnesio*. Por eso es que se puede producir un estreñimiento si su cuerpo está deficiente de este mineral. Lo que pasa es que la grasa está compuesta de "ácidos grasos" ("fatty acids"). Como su nombre implica los "ácidos grasos" son "ácidos". Los ácidos nunca abandonan el cuerpo a menos que sean acompañados por algún mineral alcalino (el contrario de ácido). El *magnesio* resulta ser uno de los principales minerales alcalinos del cuerpo así que cuando su cuerpo pierde grasa también va perdiendo su *magnesio*. Si su cuerpo ya estaba deficiente de *magnesio* usted pudiera empezar a sentir dolores de espalda o estreñimiento.

Para los hombres que padecen de dolores de espalda el *magnesio* es vital. También es importantísimo para los hombres diabéticos porque el cuerpo no puede construir la hormona *insulina* cuando está deficiente de *magnesio* y hay varios estudios que han reflejado que más del 90% de los diabéticos están deficientes de *magnesio*.

El *magnesio* como suplemento es casi milagroso. Se puede ayudar a resolver cualquier condición de estreñimiento con magnesio. También se puede alcalinizar el cuerpo con la ayuda del *magnesio* además de que reduce los dolores musculares y mejora los problemas de la espalda que sufren algunos hombres.

El *magnesio* se debe utilizar "a tolerancia" lo cual quiere decir que usted deberá descubrir cuál es la dosis diaria que su cuerpo necesita. La forma en la que se determina cuánto *magnesio* realmente necesita su cuerpo es empezando con una dosis baja de 3 cápsulas al día y cada día ir subiendo la dosis diaria por una cápsula adicional hasta que se produzca una diarrea. La diarrea quiere decir que usted se excedió en la dosis de *magnesio* que su cuerpo podía utilizar y en ese punto usted debe reducir la dosis diaria a la dosis del día anterior. Por ejemplo, si usted empezó con 3 cápsulas diarias de *magnesio* y fue subiendo cada día subsiguiente a 4, 5 y finalmente tuvo diarrea cuando llegó a las 6 cápsulas, eso quiere decir que la dosis correcta para su cuerpo es de 5 cápsulas al día. Usar la dosis máxima que su cuerpo le permita, sin llegar a crear una diarrea, es lo que se llama "a tolerancia", y es la forma en la que usted logra satisfacer cualquier deficiencia acumulada que su cuerpo tenga de *magnesio*.

Son muchos los problemas de salud que se pueden resolver con algo tan sencillo como un suplemento de *magnesio*.

EL PROBADOR
pH MASTER TESTER™

Todo lo que se pudre se vuelve ácido. Todo lo que se muere se vuelve ácido. Los ácidos tienen que ver con la descomposición y con la muerte. Sin embargo, la vida se relaciona a los estados de oxigenación que son ambientes alcalinos (el contrario de un estado ácido).

Para que un hombre pueda obtener una erección y mantenerla de forma adecuada hace falta que el óxido nítrico que se produce en el endotelio del pene se sostenga por unos 30 segundos. Si el óxido nítrico es oxidado antes de hacer su trabajo de relajar los músculos que rodean el pene simplemente no se producirá una erección. Los ambientes de acidez del cuerpo son estados de alta oxidación lo cual no conduce a obtener erecciones sostenibles. Para reganar la sexualidad masculina hay que reducir la acidez interna del cuerpo, pero esto es imposible si no se monitorea de alguna manera.

El probador de pH es una cinta de papel impregnada con una sustancia que reacciona cambiando de color cuando entra en contacto con un líquido. El color de la cinta puede variar entre amarillo muy claro, cuando el líquido es ácido, a un color azul oscuro, cuando el líquido es alcalino. Recuerde que "ácido" quiere decir "falto de oxígeno" y que "alcalino" quiere decir "con oxígeno". "pH" quiere decir "potencial de hidrógeno" y es una medida de cuánto hidrógeno contiene una sustancia. El hidrógeno es un elemento ácido y corrosivo.

La escala de pH mide la acidez o la alcalinidad de una sustancia o líquido. Es una escala "exponencial" lo cual quiere decir que cada número en ella representa una cantidad mayor o menor por un múltiplo de 10. Por ejemplo, un pH de 6.0 es 10 veces más ácido que un pH neutral de 7.0 pero un pH de 5.0 es 100 veces más ácido que el pH neutral de 7.0. En esta escala el número 7.0 representa el punto de balance entre ácido y alcalino. El agua que consumimos generalmente es de un pH neutral de 7.0 (ni ácida, ni alcalina), pero el agua destilada es más ácida que el agua común y por eso a las baterías de los carros le echan agua destilada ya que las baterías funcionan con ácidos.

Vea una escala de ejemplo:

Sustancia:	pH	
Amoniaco	11.0	Alcalino
Agua de mar	8.0	Alcalino
Sangre humana	**7.4**	**Alcalino**
Agua	7.0	neutral
Leche	6.8	ácido
Jugo de tomate	4.3	ácido
Jugo de toronja	3.2	ácido
Refresco cola	**2.5**	**ácido**
Vinagre	2.4	ácido

Observe que la sangre es alcalina y que un refresco carbonatado como Coca-Cola® u otro es un fuerte ácido. El hombre que necesita mejorar su capacidad sexual necesita también mantener su cuerpo lo más alcalino posible.

El pH del cuerpo se puede medir mojando la cinta del probador de pH con su saliva. La saliva le brinda una medida de pH que es un reflejo del pH interno de su cuerpo. Mientras más oxígeno y menos ácido haya en su cuerpo mejor sexualidad usted podrá disfrutar.

Comer ensaladas y vegetales le alcaliniza el cuerpo. Consumir alcohol o azúcar se lo acidifican. Pasar un momento de relajación se lo alcaliniza y pasar un coraje se lo acidifica. Cuando usted oye a alguien decir que "fulano es un ácido" sepa que en realidad he comprobado que es así. La gente que peor genio tiene también tiene un pH ácido. Piense ahora porque es que el estrés le quita su capacidad sexual. El estrés le acidifica el cuerpo y el ácido le quita la producción del óxido nítrico que necesita para poder sostener una erección. La razón por la cual un hombre que está experimentando una impotencia sexual periódica, se va en un viaje de vacaciones con su pareja y parece recobrar su potencia sexual es debido a que al relajarse y alejarse del estrés recobra su sexualidad.

Todas las enfermedades acidifican al cuerpo. Un catarro, un ataque viral o cualquier otra enfermedad le resultará en un estado de mayor acidez para el cuerpo. Es por eso que cuando usted empieza a recobrar su capacidad sexual tal vez pueda observar, si se enferma, que vuelva a tener dificultades con su potencia sexual, por lo menos mientras le dura la infección u otro estado de enfermedad.

Demasiadas veces los hombres diabéticos tienen la glucosa (azúcar de la sangre) excesivamente alta y eso crea un estado de acidez que obstaculiza la sexualidad. Si por otro lado usted está tratando de reganar su sexualidad, y comete el error de ingerir refrescos carbonatados, la perderá "más rápido que ligero".

El probador pH Master Tester™ trae una cinta que rinde para hacer unas 200 pruebas de pH en la saliva. Es una forma que usted tiene de saber cómo va su progreso en términos de alcalinizar el cuerpo para poder recobrar o mejorar su sexualidad. Las medidas se deben hacer al despertar en la mañana y antes de ingerir algún alimento o esperando por lo menos 2 horas desde el último alimento que haya ingerido. El pH puede cambiar drásticamente de hora en hora debido que hasta las emociones y los corajes le pueden acidificar el cuerpo. Lo que usted está buscando es observar las patrones de comportamiento del pH de su cuerpo para tratar de mantenerlo lo más alcalino y saludable posible.

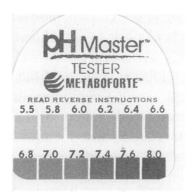

LA ESCALA DE COLORES DEL PROBADOR LE INDICA EL pH

GLOSARIO – DEFINICIONES
DE LAS PALABRAS

Adaptógeno: Los adaptógenos son sustancias naturales que fueron descubiertas por los rusos y fueron estudiadas de forma secreta por los científicos de la antigua Unión Soviética desde el 1947 hasta el 1991 cuando se disolvió el régimen comunista en Rusia. Son sustancias que tienen propiedades que ayudan al cuerpo a adaptarse a todo tipo de situación adversa como estrés, cansancio, agotamiento o frío. Los adaptógenos, como la *rhodiola rosea* de Rusia, han sido usados para mejorar la función sexual tanto en el hombre como en la mujer. Los rusos acostumbran regalar una jarrita de barro llena de *rhodiola rosea* a las parejas de recién casados para promover la fertilidad porque este adaptógeno se considera un afrodisiaco.

Carbohidratos: Los carbohidratos son alimentos como pan, arroz, papa, harinas de distintos granos (maíz, trigo, cebada, etc.), pasta, vegetales, frutas y azúcares. A los carbohidratos también se les llama "hidratos de carbono" y son por definición moléculas de azúcares como glucosa, fructosa, lactosa y otras. El cuerpo humano utiliza la glucosa (azúcar de la sangre, carbohidratos) como fuente de energía para las células. Se les llama carbohidratos porque contienen los elementos carbón e hidrógeno junto con el elemento oxígeno.

Colesterol: Sustancia natural producida por el cuerpo humano y por los animales. El colesterol es la materia de construcción principal de muchas de las hormonas como estrógeno (hormona femenina) y testosterona (hormona masculina). Prácticamente todas las células del cuerpo contienen colesterol con excepción de las células de los huesos. Hay colesterol que es llamado "colesterol bueno" (HDL, "*high density lipoprotein*") y uno llamado "colesterol malo" (LDL, "*low density lipoprotein*").

143

Cortisol: Su nombre verdadero es "glucocorticosteroide" o cortisona. Esta hormona se produce en las glándulas adrenales que están localizadas en la parte de arriba de cada uno de nuestros dos riñones. La palabra *"cortisol"* es el nombre en inglés de esta hormona. Es una hormona que se produce en respuesta al estrés y cuyo efecto incluye acciones como aumentar los niveles de glucosa en la sangre (por eso engorda), destruir algunos músculos para convertirlos en aminoácidos que el cuerpo pueda usar para producir energía (al destruir los músculos crea la piel flácida), reducir la acción del sistema inmune (crea más probabilidad de infecciones de bacterias, virus, hongos o parásitos) y reducir cualquier inflamación del cuerpo. El estrés puede causar impotencia sexual principalmente a través de la acción del *cortisol*.

Enzima: Las enzimas son proteínas que participan en lograr cambios y transformaciones de otras sustancias. Por ejemplo, hay una enzima que transforma el colesterol y lo convierte en la hormona masculina *testosterona*. También existe la enzima *phosphodiesterase* que es la enzima que destruye al óxido nítrico que permite una erección. El medicamento VIAGRA® funciona a base de bloquear la acción de esta enzima y de esa forma permite que continúe y permanezca una erección. Hay enzimas involucradas en todos los procesos del cuerpo.

Hipotiroidismo: Condición en la cual la glándula tiroides produce una cantidad insuficiente de las hormonas que controlan el metabolismo, la energía y la temperatura del cuerpo. Esta condición se caracteriza por síntomas como depresión, caída del pelo, frío en las extremidades, estreñimiento, dificultad para adelgazar, cansancio continuo, problemas digestivos o pérdida de interés en la actividad sexual. Es una condición que puede existir subclínicamente (sin que se detecte con facilidad en los análisis de laboratorio). El hipotiroidismo puede contribuir a una condición de impotencia sexual debido a que la tiroides controla la energía de todas las otras glándulas del cuerpo incluyendo los testículos que producen la *testosterona*.

Insulina: Una hormona importantísima que se produce en el páncreas y que es la que permite que la glucosa sea transportada hasta las células para ser utilizada como fuente de energía para el cuerpo humano. Es la hormona que permite la acumulación de grasa en el cuerpo cuando existe un exceso de glucosa que no es utilizado por las células. Los diabéticos tienen problemas relacionados a esta hormona y en algunos casos tienen que inyectársela si su páncreas ya ha sufrido daño y no produce suficiente de ella.

Metabolismo: La suma de todos los procesos y de todos los cambios químicos que utiliza el cuerpo para convertir los alimentos y los nutrientes en energía para sobrevivir. La palabra que mejor define al *metabolismo* es la palabra *movimiento*. El *metabolismo* tiene que ver con todos los *movimientos* del cuerpo humano.

Proteína de whey: De la leche se extraen varios tipos de proteínas como caseína y whey. En español el "whey" significa "suero de leche". El whey ha demostrado ser el tipo de proteína que más acelera el metabolismo humano e inclusive su consumo tiene un efecto protector porque potencia el sistema inmune del cuerpo. Para bajar de peso o para mejorar el metabolismo no existe ninguna proteína más apropiada que la proteína de whey.

Proteínas: Las proteínas son alimentos como carnes, quesos y huevos. Las proteínas están compuestas de aminoácidos. Los aminoácidos le proveen al cuerpo distintas materias de construcción y de reparación. Por ejemplo, el aminoácido llamado "L-Arginina" es el que el cuerpo del hombre utiliza para fabricar el óxido nítrico que produce una erección. Muchas de las hormonas como la *insulina* son proteínas. La palabra "proteína" se origina de la palabra *"protas"* del idioma griego la cual quiere decir "de importancia primaria".

Testosterona: La *testosterona* es una hormona que crea las características masculinas del hombre (mayor musculatura, voz de tono más bajo y pelo facial). Es también la hormona que controla el deseo sexual tanto en el hombre como en la mujer. El cuerpo de los hombres va perdiendo su capacidad de producción de *testosterona* según el hombre envejece.

Triglicéridos: Los triglicéridos son grasas. Todas las grasas y todos los aceites son triglicéridos. Se les llama así porque las moléculas de todas las grasas y de todos los aceites siempre contienen 3 (tri) líneas de extensiones compuestas de ácidos grasos unidas a un espinazo de glicerina. De ahí viene la palabra *triglicérido*. El tipo de ácido graso que compone la extensión es lo que determina si es aceite de oliva, de maíz o de cualquier otro tipo.

Tubérculos: alimentos como yuca, yautía, malanga, batata y otros que crecen debajo de la tierra y que están principalmente compuestos de almidones. Los almidones son moléculas de azúcar que se convierten en glucosa con mucha facilidad.

LECTURAS RECOMENDADAS Y RECURSOS DE INFORMACIÓN

Aceite de coco:
The Healing Miracles of Coconut Oil – Bruce Fife, N.D.

Eat Fat Look Thin - Bruce Fife, N.D.

Adaptógenos:
The Scientific Validation of Herbal Medicine – Daniel B. Mowrey, Ph. D.

Artic Root (Rhodiola Rosea) The Powerful New Ginseng Alternative – Carl Germano, R.D., C.N.S., L.D.N. and Zakir Ramazanov. Ph. D.

The Rhodiola Revolution – Richard P. Brown, M.D. and Patricia L. Gerbarg, M.D.

Effective Natural Stress and Weight Management Using Rhodiola Rosea and Rhododendron Caucasicum – Dr. Zakir Ramazanov and Dr. María del Mar Bernal Suárez

Aminoácido L-Arginina:
The Arginine Solution – Woodson C. Merrell, M.D., Robert Fried, Ph. D.

CoQ10:
The Coenzyme Q10 Phenomenon– Stephen T. Sinatra, M.D., F.A.C.C.

Diabetes:
Dr. Bernstein's Diabetes Solution - Richard K. Bernstein, M.D.

Reversing Diabetes – Julian Whitaker, M.D.

147

Dieta 3x1™:
El Poder del Metabolismo – Frank Suárez

Estrés y *cortisol*:
The Stress of Life- Hans Selye, M.D. (Ganador del Premio Nobel de Física en 1967)

The Cortisol Connection – Shawn Talbott, Ph. D.

Hongo candida albicans:
The Yeast Connection Handbook – William G. Crook, M.D.

Candida Albicans: The Quiet Epidemic – Stanley Weinberger, C.M.T.

The Yeast Syndrome – John Parks Trowbridge, M.D. and Morton walker, D.P.M.

The Missing Diagnosis – C. Orian Truss, M.D.

Hormona testosterona:
Testosterone for Life – Abraham Morgentaler, M.D.

The Testosterone Factor – Shafiq Qaadri, M.D.

The Natural Testosterone Plan – Stephen Harrod Buhner

Impotencia sexual:
Overcoming Impotence – J. Stephen Jones, M.D.

Importancia del agua:
Your Body's Many Cries for Water – F. Batmanghelidj, M.D.

Óxido Nítrico:
NO More heart Disease – Louis J. Ignaro, M.D.

Life, Death and Nitric Oxide – Anthony Butler,
Rosslyn Nicholson

Tiroides:
Thyroid Power – Richard L. Shames, M.D. and Karilee
Halo Shames, R.N., Ph. D.

The Thyroid Diet – Mary J. Shomon

Wilson's Temperature Syndrome – E. Denis Wilson, M.D.

Solved: The Riddle of Illness – Stephen E. Langer, M.D.
and James F. Scheer

Hypo-thyroidism: The Unsuspected Illness – Broda O.
Barnes, M.D. and Lawrence Galton

Vitaminas, minerales y hierbas naturales:
New Vitamin Bible – Earl Mindell, R.P.H., Ph.D.

Supplement Bible – Earl Mindell, R.P.H., Ph.D.

The Miracle of Magnesium – Carolyn Dean, M.D., N.D.

The Real Vitamin & Mineral Book – Shari Lieberman, Ph.,
CNS, FACN and Nancy Bruning

Natural Slim
San Juan, Puerto Rico
Teléfono 787-763-2527
www.rebajar.com
Para recibir ayuda profesional y personalizada para mejorar el metabolismo y adelgazar.

www.MetabolismoTV.com
Sitio video-blog de Internet donde se pueden ver videos en los cuales Frank Suárez explica temas variados sobre el metabolismo, la obesidad, el control de la diabetes y otros temas de salud relacionados.

RelaxSlim™
San Juan, Puerto Rico
Teléfono 787-793-0070
www.RelaxSlim.com
Para recibir consultas o para ordenar los suplementos especiales de RelaxSlim™ como Testosterin™, Relax Slim™, Metabolic Protein™, Coco-10 Plus™, Stress Defender Angel™, Candiseptic™, Metabolic Vitamins™, el "Kit de Rebajar", pH Master Tester™ o los suplementos de magnesio y potasio que ayudan a alcalinizar el cuerpo.

RelaxSlim™ de Ponce
Ponce, Puerto Rico
Teléfono 787-259-0801
Para poder adquirir los productos RelaxSlim™ y consultas en Ponce o sus pueblos limítrofes.

RELAXSLIM WEIGHT LOSS SYSTEM
www.RelaxSlim.com
Clearwater, Florida, USA.
Teléfono libre de cargos: 1-888-348-7352
Ofrece todos los productos RelaxSlim™ a las personas que
residen en los Estados Unidos continentales.

Dr. Carlos Cidre
Manatí, Puerto Rico
Tel. 787-884-3139
Médico internista consultor de Natural Slim™ y
RelaxSlim™. Ayuda médica profesional para distintas
condiciones de salud como alta presión, diabetes o
problemas con la tiroides.

ÍNDICE